APRENDIENDO A BAJAR DE PESO

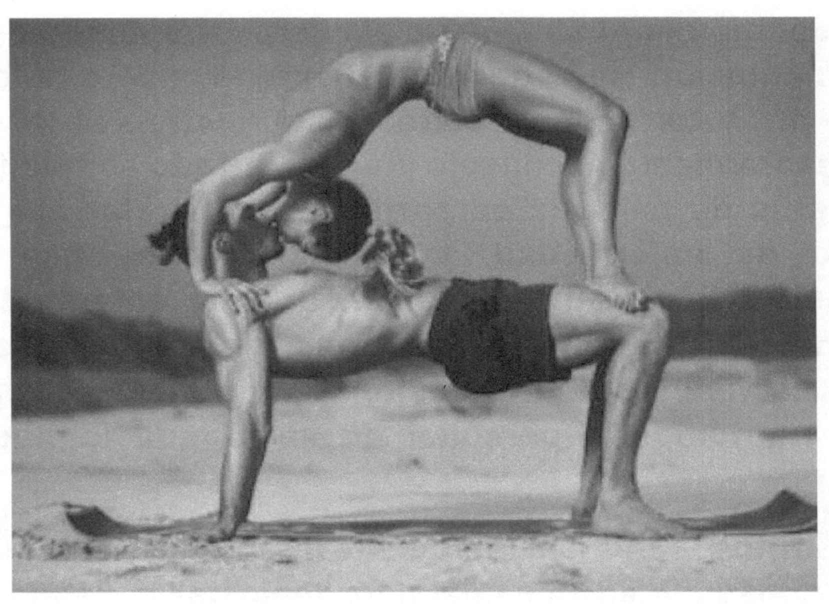

De Jack B Morgan

Tabla de contenido

De adentro hacia afuera

El primer paso para la transformación empieza con una decisión y con ella el proceso de interiorizar el cambio que necesitamos en nuestras vidas para poder plasmarlo al exterior.

Todo objetivo demanda el cumplimiento de una receta infalible aplicada al mundo del desarrollo personal, de los negocios y por supuesto de la nutrición.

La Receta

. 1 cucharada de disciplina

. 1 cucharada de constancia

. 1 cucharada de esfuerzo

. 1 cucharada de sacrificio

. 1 cucharada de dedicación

**Para todos aquellos que trabajan por tener la vida,
salud y cuerpo de sus sueños**

Prefacio

Luego de tomar la decisión más difícil de mi vida, conocí a muchas personas, de distintos géneros y edades, de distintas nacionalidades, con distintos niveles de conocimiento, todos ellos latinos con cuerpos perfectos. De alguna manera al juntarlos a todos era lo más cercano a estar en el olimpo, plagado de semidioses y de diosas de carne y hueso con las medidas perfectas. Luego de conversar y pedir su consejo a cada uno de ellos, entendí que existían ciertos rasgos en común sobre todo en las comidas y horarios en que consumían sus alimentos llegando a la conclusión de que sin importar tu estado físico actual ni zona geográfica puedes tener ese cuerpo latino perfecto que es tan admirado y envidiado en todo el mundo.

Pese a tener grandes consejos entendí que para tener lo mejor de lo mejor era necesario asimilar las enseñanzas de los maestros y de los formadores de aquellos dioses entre los cuales figuraban los mejores preparadores físicos, los entrenadores personales con mayor cantidad de alumnos campeones en competencias de físico y de los mejores diseñadores de planes alimenticios expertos en resultados.

Se juntaron todos y cada uno de los consejos, trucos y secretos y como resultado de ello nació este libro.

Introducción

¿Cómo es un cuerpo perfecto?

Un cuerpo perfecto es sexy, tiene el toque perfecto de bronceado, es firme, es fuerte, no es ni muy grande ni muy pequeño, en los hombres refleja un marcado perfecto de todos los músculos con brazos grandes, piernas grandes, pecho poderoso y abdomen contraído. En las mujeres se refleja principalmente por las curvas principalmente en las caderas, cintura pequeña, brazos delgados pero fuertes, glúteos grandes y firmes y abdomen marcado.

¿Sabías que los principales modelos que ves en las revistas de fitness y de playa son de origen latino, ello habla mucho de la importancia que se le da a la belleza y a la perfección es esta parte del globo donde simplemente es parte de la cultura tratar siempre de destacar y de buscar la perfección en la mayoría de casos por ello es que siempre se ha resaltado la belleza latina tanto de mujeres como de hombres por distintas partes del mundo, pero esta vez nos vamos centrar únicamente en todo aquello que hacen diferente al resto de personas del mundo respecto a sus hábitos alimenticios y sobre la alimentación que llevan para poder desarrollar y mantener esta armonía entre comidas y cuerpo.

2020 ¡vaya año!, un año que quedará para la historia por los grandes problemas a nivel global que causó y que viene causando la pandemia más agresiva de los últimos años. ¿Sabías que más del 70% de los fallecidos por la pandemia eran personas que tenían sobrepeso? Si es tu caso no quiero ni pretendo alarmarte pero es fundamental dar un par de grados de mayor importancia a nuestra salud y a nuestro bienestar.

Si es tu caso o no, a lo largo del libro encontrarás distintos capítulos con enseñanzas distintas de las cuales te recomiendo primero leer el libro de corrido para que puedas asimilar los mejores secretos de y al finalizar que decidas y elijas entre las opciones cual se adecua más a tus exigencias y necesidades y que no esperes más y empieces a realizar el cambio más importante de tu vida. Te aseguró que en un mediano plazo conseguirás el cuerpo con el que siempre has soñado.

Dicen que la perfección no existe, pero por supuesto que existe y tú puedes lograrlo, solo depende de ti empezar con ese cambio en tu vida. Yo no te conozco pero estoy seguro que tienes un cabello fabuloso, o quizás un color de ojos increíble, o talvez un rostro tan bello como el universo. Hace un momento te hablé de la perfección ¿lo recuerdas? Pues imagina esa cualidad que te hace único o única combinada con un cuerpo de infarto tomando el sol en una playa del caribe. Pues es hora de poner en marcha ese sueño, dejar de procrastinar y de aprender de un libro tan estupendo que te llenara de trucos, secretos y planes alimenticios que te aseguro que estarás en la capacidad de cambiar tu vida y también de mejorar la alimentación y la vida de las personas que te rodean.

"Dime que comes y te diré quién eres"

Plan Masa Muscular

Diseñado específicamente para toda aquella persona que dispone de poco tiempo para entrenar o ir al gimnasio con la intención siempre de bajar de peso y de ganar masa muscular, ver un cuerpo más tonificado, tener una calidad muscular superior a la del resto de personas y mantener los niveles de energía a tope para poder cubrir el resto de actividades diarias.

Ideal para: Metabolismo rápido, ejecutivos, estudiantes, personas delgadas, todo aquel que carece de tiempo para realizar actividades físicas exigentes.

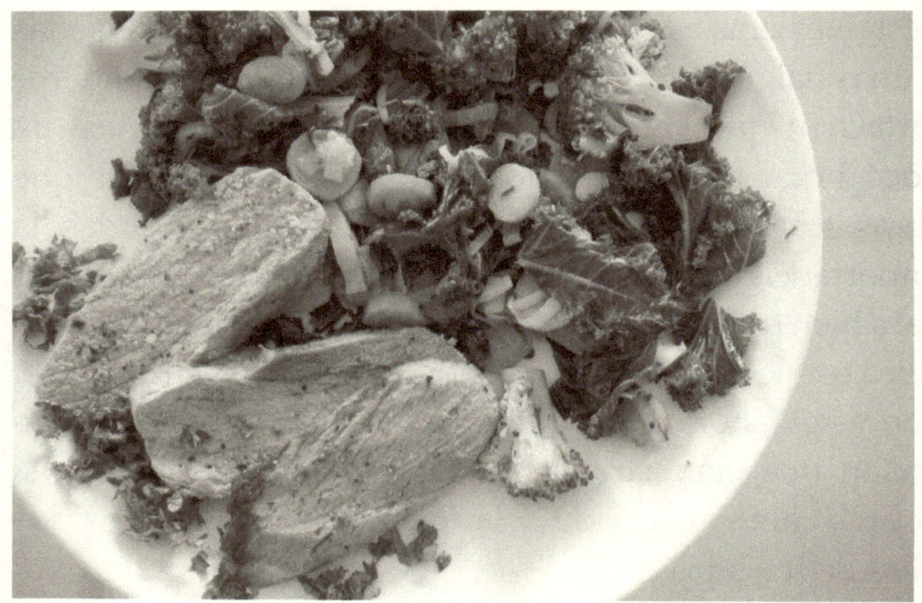

Comenzamos, como te había explicado antes una de las principales razones por las cuales no podemos lograr a cabalidad el 100% de actividades diarias es por la nula o escasa información relevante que tenemos respecto a la nutrición.

Hoy con el paso de los días se pone más de moda el típico chico musculoso que al ponerse el polo da la impresión que la prenda va estallar siendo esta una especie de sujetador que aguanta la fortaleza y toda la virilidad masculina, da la impresión que los brazos están a punto de explotar y que la fuerza descomunal de sus músculos es capaz de destruir un auto si así lo quiere. Se gana todas las miradas de las chicas más bonitas de la calle y desarrolla una confianza descomunal ante la vida. Si no has sentido esa sensación de súper héroe de Marvel entonces sigue leyendo…

¿O talvez eres esa chica risueña con las piernas delgadas y unas nalgas huesudas que sueña con aquel súper héroe fortachón que vendrá a salvarte? Disculpa que sea un poco brusco a la hora de explicarte pero trato de que abras los ojos y entiendas de una vez por todas la importancia de una buena nutrición y de la repercusión para bien o para mal que esta puede tener en tu vida; seas chica o chico, seas joven o viejo. No importa el lugar en el que estés ahora, porque acabas de realizar la primera acción que cambiará tu vida para siempre y con ella podrás cambiar la vida y la felicidad de tus hijos y los hijos de tus hijos.

Leíste bien, dice de tus hijos y los hijos de tus hijos, ¿sabes por qué? Porque una buena nutrición te va llevar a vivir más años y a poder vivirlos de la mejor manera.

Dicho todo esto empezamos por la parte por la cual estamos aquí.

El plan que estas a punto de descubrir al igual que todos los demás tiene la capacidad de ser adaptable a la situación de cada persona; es decir, si tu edad peso y talla se encuentra balanceada con la información que estas a punto de descubrir podrás realizarla tal cual, si pesas más y eres más alto, solo necesitarás aumentar ligeramente las dosis en tus comidas y wuaaalaaa…

¡Lograrás ese cambio esperado!

La clave de toda dieta se basa en el equilibrio de nutrientes que ingresan al cuerpo y en saber medir las dosis, cantidades y horas de las comidas, para ello este plan está diseñado con ingredientes de fácil acceso en cualquier parte del mundo, principalmente América Latina.

Empecemos

Proteínas animales

- Pechuga de pollo
- Carne de res
- Pescado
- Cerdo
- Mariscos

- Huevos

Proteínas Vegetales

- Lentejas
- Frijoles
- Garbanzos
- Pallares
- Quinua
- Frutos secos

Carbohidratos simples

- Pan integral
- Leche
- Frutas
- Yogurt
- Avena

Carbohidratos complejos

- Brócoli
- Espinacas
- Camote
- Papas o patatas
- Arroz integral
- Avena

Vitaminas

Las vas a adquirir principalmente de las frutas y verduras que comas, ello implica las que sean de tu preferencia, teniendo en cuenta la variedad de colores al momento de realizar tus compras.

Bebidas aceptadas

- Agua
- Limonada
- Agua de manzana
- Agua de piña
- Refrescos naturales
- Shakes

Grasas saludables

- Aguacate
- Aceite de oliva
- Aceitunas
- Frutos secos

Aprendiendo a combinar los alimentos

Para lograr los resultados esperados con el plan que vas a ver a continuación se va requerir que tengas la disciplina necesaria en el día a día; es decir todos los días, que pase lo que pase que tengas un mínimo de 5 comidas al día y 6 comidas al día como máximo en la cuales en el 90% de las comidas ingeridas por lo menos contengan proteína.

Ejemplo:

Desayuno

Proteínas	: 3 claras de huevo y 1 yema
Carbohidratos	: 2 piezas de pan integral
Lácteo	: Leche con café

Media mañana

Proteínas	: 1 puñado de frutos secos
Frutas	: Una manzana verde y un plátano

Comida

Proteínas	: 150g de pechuga de pollo
Carbohidratos	: Patatas al vapor
Verduras	: 1 tomate en rodajas con espinaca y medio limón
Fruta	: 1 naranja

Merienda

Proteína	: 1 taza de avena

Cena

Proteína	: 100g de pescado
Carbohidratos	: Camote
Verduras	: Lechuga y espinaca

Post cena

Lácteo   : 1 vaso de yogurt light

Este es un pequeño extracto en el que puedes ver el balance que existe entre cada una de las comidas; a su vez puedes apreciar las cantidades de proteína y carbohidratos necesarios para dar a tus músculos el combustible necesario para estimular su crecimiento.

Algo que también debes tener en claro es que este plan nutricional para poder ver resultados en cuanto a tu tono muscular, aspecto de la piel y desarrollo de masa muscular, necesariamente tiene que ir acompañado como mínimo por una pequeña dosis de ejercicio.

Nos referimos a una pequeña dosis de ejercicio a una rutina que incluya 3 series de 20 planchas o lagartijas como mínimo inter diario o de igual manera unas 3 series de 30 sentadillas. Todo ello porque el crecimiento y la tonificación muscular es imposible de conseguirlo sin poner a una ligera presión a tus músculos (Leíste bien, dice IMPOSIBLE)

Piénsalo de esta manera…

Eres un caballo pura sangre, hijo de la yegua campeona de 5 campeonatos internacionales de equitación, tienes la pasta y la madera de sobra para ser el próximo campeón de las generaciones que vienen. Biológicamente eres un portento superior a tus compañeros en el hipódromo, te alimentas del heno mejor cultivado de los campos de Suecia; sin embargo, la brillante idea de tu dueño es evitar el cansancio y la fatiga por lo que decide no darte un entrenamiento permanente que te permite correr cada vez con mayor potencia y velocidad. Mientras que "Chavo", el caballo vecino que es hijo de un caballo con una mula entrena todos los días dando 50 vueltas diarias en sus campos.

El día de la carrera ¿quién crees que va ganar? Creo que no es necesario responderte.

Plan nutricional por semana

	Domingo	Lunes	Martes	Miércoles	Jueves	Viernes	Sábado
Desayuno	. Jugo de plátano con leche . 2 a 3 Panes integrales con aguacate	. Pancake de avena, plano y huevo . Una taza de café	. 1 vaso de jugo de naranja. 3 tostadas integrales 1 taza de avena	. Batido de leche con 1 taza de avena y 2 plátano	. 1 Jugo de piña .2 panes integrales con pollo deshilachado	. Jugo de papaya . Guisado de pollo con arroz integral	. Jugo de fresa con leche . 3 cucharadas de germen de trigo
Media Mañana	. Una taza de avena . Una naranja	. 1 aguate . una porción de verduras cocidas (zanahorias, arvejas)	. 1 puño de frutos secos . 1 puño de frutos del bosque . Yogurt descremado	. 1 plato de crema de espárragos . 5 aceitunas	. 1 plátano . 1 taza de avena	. ½ lata de atún con galletas	. Crema de avena frutos secos . Fruta a elección
Comida	. 1 lata de atún en agua . 2 papas sancochadas . Ensalada a gusto	. 150g de carne de res a la plancha (o cualquier guiso) . ½ porción de brócoli con jugo de un limón . ½ porción de patatas . 1 pera	. Sopa de verduras . 150g de pechuga de pollo. . 1 camote cocido . 1 durazno	. 150g de salmón al vapor. . puré de patatas . ½ puñado de brócoli	. Crema de zapallo. . Guisado a elección por porción de garbanzos . Ensalada a elección	. ½ aguacate . plato de lentejas . Porción de pollo sancochado . Ensalada a elección	. Spaguetti a la bolognesa . Jugo de 1 limón . Gelatina

Merienda	1 mano de frutos secos	. 1 vaso de yogurt descremado. .7 pasas	. 1 taza de avena. . 1 plátano mediano	. 2 tostadas con queso light	. 1 manzana verde . 1 durazno . ¼ mano de frutos secos	. 2 panes integrales con mantequilla de maní light .1 vaso de leche	. Porción de yogurt griego . ½ porción de fresas
Cena	. 100g de pechuga de pollo . Porción de arroz integral	. 2 huevos revueltos con queso. . 1 taza de manzanilla	100g de pechuga de pollo . 1 camote . ensalada .1 taza de anís	. 100g de salmón con ensalada de col y lechuga	. 1 porción de brócoli al vapor . jugo de un limón . 2 tostadas integrales	. 80 g de pavita . ½ camote cocido . Infusión o aromática a elección	. 3 claras de huevos cocido . Ensalada de espinaca y lechuga
Post cena	. 2 claras de huevo . Infusión	. ½ aguacate . 1/2 porción de brócoli	. ½ lata de atún en agua . Ensalada de lechuga	. 2 sandwich integral de aceitunas	. 100g de pechuga de pollo . Ensalada de lechuga	. ½ lata de atún en agua . ½ porción de arroz integral . Infusión	. 100g de salmón al vapor . Ensalada de pepino

* 1 porción equivale aproximadamente a una taza pequeña.

A partir de este momento te encuentras 5 niveles por encima del promedio, tienes la capacidad de sintetizar y armar tus propias dietas que te darán los resultados que tanto esperas. Aquí puedes utilizar el desayuno del lunes y mezclarlo con el almuerzo del viernes y la cena del miércoles, puedes hacer los cambios que quieras pero siempre recuerda las porciones y medidas. Este plan esta minuciosamente diseñado por un grupo de expertos quienes biológicamente te ofrecen la posibilidad de aprovechar la mayor cantidad de nutrientes y sacar el máximo provecho a tus comidas. Está realizado con ingredientes e insumos que puedes encontrar en casi todo el planeta.

A partir de este momento está en tus manos únicamente aprovechar cada dólar invertido aquí, deseamos de corazón que logres tus metas, que prosperes en todas las fases de tu vida y que a partir de tus comidas logres conseguir todos los cambios que sabemos que tanto anhelas.

Te aseguramos que si eres disciplinado y constante en tan solo 1 mes podrás notar como la elasticidad de tu piel mejora, como tus extremidades consiguen verse con mayor volumen y como tu confianza y seguridad mejora al 1000%

Plan Bajar Kilos

Diseñado específicamente para toda aquella que necesita bajar unos kilos demás, nosotros los llamamos los "fuertecitos". Aquellas personas que sin la necesidad de ir por horas al gimnasio quieren disminuir su peso y moldear su figura. Si consideras que tienes unos kilos demás este es el plan ideal para ti porque te aseguramos resultados y un cambio superior a lo que te ofrecen otras compañías sin la necesidad de quitarte la comida. Con nosotros bajarás de peso, comiendo.

Parece magia, ya verás que no lo es...

Ideal para: Metabolismo lento, personas que disfrutan la comida en todas sus versiones que quieren disminuir esos kilos demás sin privarse de comer. Estudiantes, empleados, jóvenes, chicas y chicos que esperan encontrar la mejor versión de sí mismo.

Historia de una modelo

Cuando decidí ingresar al mundo de la salud, tenía apenas 17 años, recién salía del colegio, estaba fascinada por el nuevo mundo como universitaria que me depararía, tenía esas ganas locas de convertirme en el imán de las miradas, salir de fiesta, conocer muchas personas, emborracharme hasta que amanezca y vivir la clase de vida de la que te hablan en las películas de Hollywood. Estaba motivada y solo podía contar los días para que aquel mágico día en el que mi vida cambiaría llegue.

El día llegó y tuve la mala suerte de que en mis clases se encontraban las bonitas, Carla era hija de una ex miss de belleza, Flavia era la hija de una famosa actriz, María Paz era la hija de la dueña de la cadena de belleza más grande de la ciudad y Javiera era la nueva candidata al certamen de belleza. Eran las Spice Girls, todos querían ser amigos de ellas, no había lugar al que fueran sin pasar desapercibidas; entonces en mi cabeza yo quería ser el complemento que le faltaba al cuarteto, soñaba con ser la Victoria Beckham que daría aún más color a aquel cuarteto de muñecas tan perfectas que parecían de porcelana.

Cuando intenté acercarme a ellas inmediatamente me cerraron las puertas y borraron el sueño de aquel mítico quinteto que arrasaría con el mundo. Ese día obtuve un dolor muy fuerte y a la vez obtuve la bomba que se encargaría de cambiar mi vida para siempre

Javiera (que era la más linda de todas) me dijo sin el menor reparo ni amabilidad que nunca pertenecería a su grupete por ser "Gorda". Aquel día una parte de mi murió y otra nació, me sentí tan desdichada y poca cosa que juré que cambiaría mi vida para siempre, no por tratar de encajar en el grupo de las Spice Girls ni en ningún otro grupo; sino por encajar, en mi propia vida y sentirme bien conmigo misma.

Tiempo después me cambié de carrera y me decidí a ayudar a todas las personas que por alguna u otra razón buscan mejorar sus vidas y mejorar sus hábitos y me comprometí a estudiar todas las formas posibles de lograr los mejores resultados, con los mejores insumos e ingredientes en el menor tiempo posible.

10 años después mi vida cambió para siempre, tengo el cuerpo que siempre quise, tengo una familia maravillosa, tengo la plena confianza en mí y en mis capacidades tan sólidas como el mismo Empire State, y por eso he creado para ti junto con los aportes del resto de expertos, el mejor plan de nutrición jamás creado

Este plan puede que no sea el más rico, ni tenga publicidad a chorros de suplementos alimenticios mágicos prometiendo la falacia de una vida sin grasa ni colesterol, solo tomando un polvo mágico en el desayuno y otro en la noche, llenándote la cabeza con la idea de que no importa la cantidad de grasa que comas diariamente; si tomas el elixir mágico para bajar de peso, te verás como la modelo de revista o la tripulante que te tendió el café en tu vuelo a Europa.

Blah blah blah, nada más lejano de la realidad.

Antes de empezar con el mejor plan de nutrición para bajar de peso necesito que entiendas que la disciplina y la constancia son la llave para lograr cualquier tipo de resultado, si eres constante y sigues los consejos te garantizo que verás cambios significativos en tu cuerpo, bajarás medidas y te verás más rica. Si, leíste bien, más rica.

Pero tranquilo guapo que este plan también está diseñado para los hombres, no tengas dudas que si sigues mis consejos y aplicas los conocimientos que estas a apunto de aprender verás como la próxima vez que vayas de shopping buscarás una talla menor en tus camisas. Notarás como tienes más energía y más vitalidad en el día a día.

Y sí, tenía que decirlo, pero dejarás de ser ese gatito, y te convertirás en el tigre de tu casa y te aseguro que la tigresa que te acompaña me lo va agradecer y ti también por supuesto.

Estas a punto de dar el primer paso para mejorar tu vida, para sentirme más sano, más fuerte y más atractivo.

Así que sin más palabras, ¡empezamos!

Listado de compras

- Pechuga de Pollo
- Atún en agua
- Galletas integrales
- Tostadas
- Salvado de trigo
- Maca en polvo
- Brócoli
- Almendras
- Fresas
- Avena
- Zanahorias
- Lechuga
- Chía
- Limón
- Naranja

- Mandarina
- Bicarbonato de sodio
- Aceitunas
- Pescados
- Huevos
- Gelatina de cualquier sabor
- Camote
- Quinua
- Patatas
- Chocolate amargo
- Aceite de Oliva
- Leche

Te acabo de hacer un listado en las compras que deberías incluir cuando vas al súper, si te das cuenta la mayoría de insumos mencionados las podría tener cualquier persona en estos momentos en la refrigeradora o almacenados en la alacena de la cocina; en otras palabras, no es nada del otro mundo.

Aquí aprenderás como combinar los alimentos, de modo tal que puedas obtener su máximo beneficio y asimilación y a su vez neutralizar las ingestas de grasas localizadas y azucares. La cantidad de calorías está basada en una dieta de 2000 kcal, pero la magia del asunto se encuentra en como combinas los ingredientes.

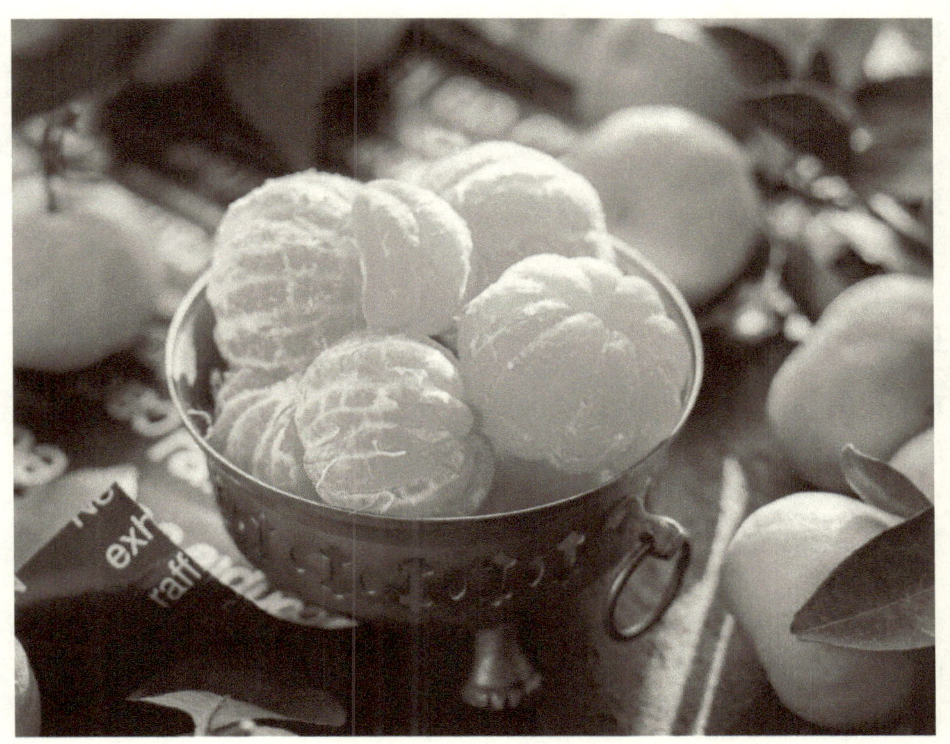

¿Alguna vez has escuchado que la leche nunca se debe mezclar con la avena porque pierde algunos nutrientes?

La clave en la dieta que estas apunto de aprender consiste justamente en eso mezclar los alimentos de modo tal que obtengas los mejores resultados posibles. Resultados que SOLO y repito SOLO podrás conseguir si eres disciplinado.

Recuerda…

Solo hay 2 días en la vida en los que no puedes hacer nada por ti, ayer y mañana; así que pon todo tu esfuerzo en el hoy y da todo tu potencial hoy en cambiar tu vida. Juntos lo haremos posible.

Ejemplo:

Desayuno

Proteínas   : 1 Taza de avena con salvado de trigo
Carbohidratos   : 2 piezas de pan integral

Media mañana

Proteínas   : ¾ de porción de yogurt griego
Frutas   : Una pera

Comida

Proteínas   : 150g de pechuga de pollo
Carbohidratos   : Patatas al vapor
Verduras   : 1 tomate en rodajas con espinaca y medio limón
Frutas   : 1 naranja

Merienda

Proteínas   : Pedazo de pollo en cuadritos
Verduras   : Ensalada de lechuga y tomate

Cena

Proteína   : 100g de atún en agua
                       5 aceitunas moradas

La finalidad de este ejemplo es que entiendas que la magia real para bajar de peso no es dejar de comer, todo lo contrario nosotros te enseñamos a bajar de peso con 5 comidas al día; así que si eres de las personas que acostumbraba tener tan solo 3 comidas grandes o solo 2 comidas gigantes al día para contrarrestar el resto del día, confío plenamente en que no volverás a cometer esta burrada nunca más.

Como también puedes notar uno de los ingredientes que no hemos mencionado en la lista de compras ni en la dieta a seguir es el arroz. Te entiendo, yo sé que es sabroso y que muchos de nosotros hemos crecido comiéndolo diariamente pero déjame contarte que el arroz blanco por si solo es una bomba de calorías y grasas saturadas, traducido a nuestro idioma saludable significa que contribuye a la acumulación de grasa localizada; además existe un estudio en el que explica que una de las principales razones que causan la diabetes es el arroz. Con esto no te digo que debes privarte para siempre de un suculento guisado con arroz blanco; sino que deberías disminuir la cantidad que ingieres y en lo posible evitarlo.
Pero calma, esto puedes hacerlo poco a poco.

Quiero que vayas a tu cuarto, veas tu cuerpo en el espejo largo de tu closet (si no lo tienes pues qué esperas para comprarlo) tomate una selfie y acompáñame a ver el resultado. Te aseguro que la próxima vez que te veas al espejo verás una versión cada vez más digna de admirar y eso te lo agradecerá tu familia, tu autoestima y tu corazón.

Desde ya te agradezco por haber tomado la decisión de cambiar, no todos lo pueden hacer, siempre recuerda que te motivó al cambio y convierte ese enorme corazón en el motor que guíe tu vida.

Plan nutricional por semana

	Domingo	Lunes	Martes	Miércoles	Jueves	Viernes	Sábado
Desayuno	. Jugo de papaya . 1 huevo cocido . 2 panes integrales	. Jugo de piña . 5 aceitunas verdes .1/4 de brócoli . 2 tostadas	. 1 jugo de naranja . 2 huevos revueltos con 1 1 /2 patata cocida	. 1 taza de avena . 1 plátano	. 1 taza de café con leche . 2 panes integrales . 1 aguacate	. Jugo de fresa . 3 cdas de salvado de trigo . 2 huevos cocidos	. 1 taza de maca . 2 huevos revueltos (2 claras y 1 yema) . 1 tostada con mantequilla light
Media Mañana	. Un ciruelo . un puñado de frutos secos	. ¾ porción yogurt griego . 3 Cdas de salvado de trigo	. Ensalada de frutas (a elección) . 2 nueces enteras	. 1 mango . 2 tabletas de chocolate negro	. 1 pera. . 4 aceitunas . 1 trozo de queso	. ½ lata de atún con galletas	. 1 vaso de yogurt descremado . 1 manzana verde
Comida	. 150g de salmón a la parrilla	. 1 plato de lentejas	. Crema de espárragos	. 1 plato de garbanzos con tocino.	. Crema de zapallo.	. Plato de quinua	. 1 plato guisado de pollo.

	. Patatas gratinadas con mostaza . 1 mandarina	. 100g de pechuga de pollo a la plancha . Ensalada de cebolla y tomate	. 150g carne de res a la parrilla . 1 patata freída al vapor . una manzana .1 copa de vino	. 1 camote cocido . Ensalada a elección . Jugo de 1 limón	. Guisado a elección por porción de garbanzos . Ensalada a elección . Gelatina	. 50g de pollo en trozos . Ensalada de espinaca y col . 1 pera	. 1 plato sopa de verduras . Ensalada a gusto . 1 durazno
Merienda	. ½ taza de avena. . 5 almendras	. 3 pecanas . 2 tostadas. . Infusión	. 1 aguacate . 1 tomate . 1 limón	. Sopa de verduras . 100g de pollo	. 1/2 mano de frutos secos	. ¾ yogurt griego . 2 pecanas	. 5 aceitunas . pedazo de queso fresco
Cena	. 100g Pescado a la plancha. . Ensalada de col con jugo de 1 limón	. 3 aceitunas moradas. . 1 vaso de leche light	. ½ porción de brócoli al vapor . 1 anís	. 3 claras de huevo cocido . 1 cucharita de bicarbonato de sodio en medio vaso de agua	. 1 porción de brócoli al vapor . jugo de un limón	. 1 plato de crema de zapallo . 1 tostadas integrales	. ½ lata de atún . 1/2 limón . Porción de lechuga y brócoli

¿Te parece sencillo y simple verdad?

Pues no, lo que acabas de ver es una obra de arte en todo el sentido de la palabra ¿sabes por qué? Porque cada combinación de alimentos esta biológicamente programada para obtener el máximo beneficio, los macronutrientes y los micronutrientes de cada combinación simplemente crean un big bang de beneficios para la salud. Te aseguro que las mitocondrias y sus demás amigos organelos en tu cuerpo te agradecerán por la más grande obra de caridad que estás haciendo por ellos. ¿Sabes cuál es? Cuidarte.

A partir de ahora te aseguro que empezarás a ver cambios en tu cuerpo increíbles.

¿Recuerdas los disquettes o disquets como los hayas llamado en tu país que eran un cuadrado tamaño de un Smartphone que almacenaba escasa información?, pues hoy tu descubriste la USB, ¿sabes porque? Porque te dará mucho más en un menor tamaño e incluso a un costo mucho menor.

Hoy eres capaz de entender que la clave para disminuir de peso no es dejar de comer, sino es empezar a comer comida correcta, combinar las proteínas, con los carbohidratos, las vitaminas y minerales de tal manera que agilice tu metabolismo.

Esta analogía la vi en una serie en la televisión, imagina que eres un Maserati del año y ahora compáralo con un Volkswagen escarabajo negro. ¿Cuál de los 2 es mejor y necesita lo mejor? Eco, el Maserati, hoy tú te convertirás en el Maserati porque ya has entendido que la clave para ser un Maserati es darle lo mejor y en nuestro caso es comer lo mejor.

Adivina…

¡Todo el mundo quiere un Maserati!

No te equivoques, no es darle lo mejor es darle las mejores combinaciones de lo mejor.

Plan para reforzar el Sistema Inmunológico

El nombre lo dice por sí solo, en este plan utilizamos las mejores estrategias y nos encargamos de cargar con la mejor gasolina a tus glóbulos blancos, transformaremos tus simples soldados en un ejército de troyanos que combatan de la mejor manera a las posibles enfermedades e infecciones a las que puedas estar propenso a adquirir. Este plan no es una vacuna ni está diseñado para prevenir ninguna enfermedad. Lo que busca es que te sientas realmente fuerte, que tus defensas se eleven y que mantengas a tu cuerpo en un estado integralmente saludable.

Ideal para: Todos aquellos que necesiten reforzar su sistema inmunológico, que quieran mantener un estilo de vida saludable y aprovechar lo mejor en sus comidas.

La nutrición es uno de los pilares de la salud y del desarrollo. La mejora de la nutrición pasa por promover la salud de las madres, los lactantes y los niños pequeños; a su vez reforzar nuestro sistema inmunológico ayuda a disminuir las complicaciones durante el embarazo y el parto; reducir el riesgo de sufrir enfermedades no transmisibles (como la diabetes y las enfermedades cardiovasculares), y prolongar la vida.

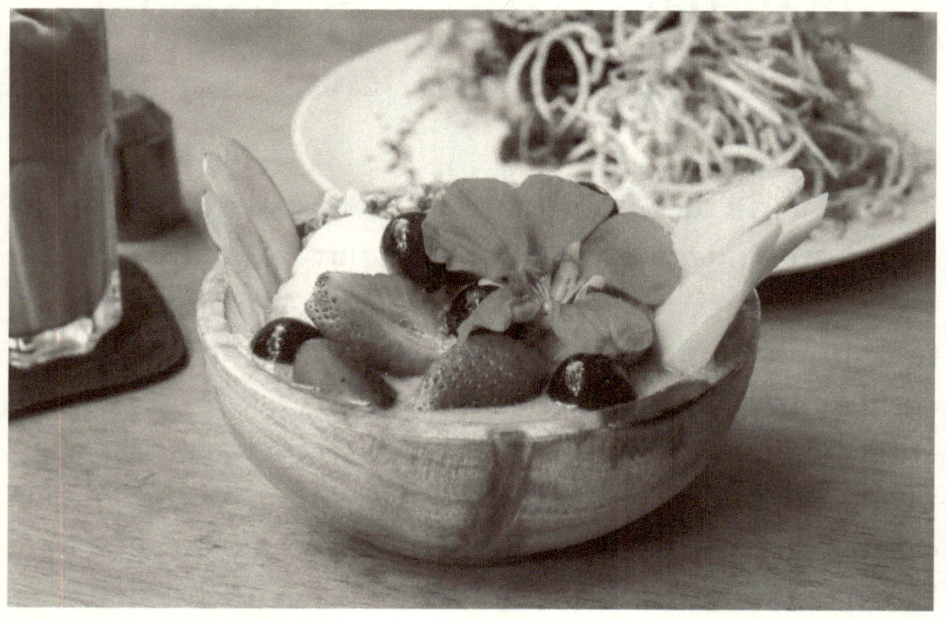

Los niños sanos aprenden mejor. La gente sana es más fuerte, más productiva y está en mejores condiciones de romper el ciclo de pobreza y hambre desarrollando todo su potencial considerablemente superior de aquellos que no tienen una buena alimentación

La malnutrición, en cualquiera de sus formas, acarrea riesgos considerables para la salud humana. En la actualidad, el mundo se enfrenta a una doble carga de malnutrición que incluye tanto la desnutrición como la alimentación excesiva y el sobrepeso (World Health Organization)

Después de este pequeño preámbulo de la World Health Organization, WHO o la Organización Mundial de la Salud, OMS, entendemos la importancia que estar bien nutridos, por un lado tenemos a la sobre nutrición que conlleva al sobrepeso y por otro tenemos la malnutrición que conlleva al famoso estado de desnutrición. Ambos extremos son igual de dañinos y afectan terriblemente a la salud de todos nosotros, todo ello desde el punto de vista patológico como psicológico porque alteran nuestras células de modo tal que no funcionan como deberían. Míralo de esta manera, imagina un auto (el que usas de taxi) o tu propio auto circulando por las calles, maniobrando sin ningún temor ni complicación pese a estar lleno en su totalidad. Ahora imagina el mismo auto jalando un conteiner de 30 toneladas de frutas listas para exportar; ¿podrá hacerlo?, ¿creo que no verdad? De igual manera imagina un tráiler MAC trasladando a 3 personas en la parte trasera con la música a todo volumen dando vueltas por el centro de la ciudad. En ambos casos no se encuentra el equilibrio que es lo que ahora estarás a punto de aprender para desarrollar un estilo de vida saludable.

¡Pero yo compré el libro porque quiero bajar de peso!

Calma que la joya que estas apunto de descubrir reúne todos los principios para desarrollar un cuerpo perfecto espectacular, solo que en esta oportunidad debido a los tiempos y circunstancias en las que estamos viviendo es importante reforzar nuestro sistema inmunológico y el de nuestra familia. Es una especie de valor agregado que te regalo con mucho cariño para que te sientas fuerte en estos tiempos y en los tiempos venideros.

El siguiente plan nutricional contiene los mejores secretos de nutrición para reforzar tu sistema inmunológico; si lo comparamos con un celular te pondrá la batería al 100%, y a su vez contribuirá a que mantengas tu salud en el pico deseado.

Una vez más se resalta que nuestro plan de nutrición no pretende curar ni proteger a las personas de ninguna enfermedad, sabiendo esto…

Comenzamos.

Listado de compras

- Pechuga de Pollo
- Atún en agua
- Carne de res
- Mariscos
- Salmón
- Limón
- Ajos
- Jengibre

- Naranja
- Galletas integrales
- Tostadas
- Salvado de trigo
- Maca en polvo
- Pimientos
- Zanahoria
- Té verde
- Quinua
- Brócoli
- Almendras
- Fresas
- Avena
- Zanahorias
- Lechuga
- Chía
- Limón
- Naranja
- Mandarina
- Bicarbonato de sodio
- Aceitunas
- Pescados
- Huevos
- Gelatina de cualquier sabor
- Camote
- Quinua
- Patatas
- Chocolate negro

- Aceite de Oliva
- Leche deslactosada light

Comprendiendo el listado

No quiere decir que cuando vayas al súper, vas a tener que llenar el carrito de compras con todo lo que vez arriba, gran parte de la esencia del libro es pensar en el bienestar máximo de nuestros clientes así como también en el bienestar de su economía; por ello la idea no es que sigas al pie de la letra las indicaciones del lunes o del día martes; sino que seas capaz de organizar armónicamente la cantidad de nutrientes que necesita tu cuerpo para mantener un estado saludable con energía suficiente para afrontar tu día manteniendo cada célula de tu cuerpo en un estado sano.

Ejemplo:

Desayuno

Proteínas   : 1 Taza de avena con leche
Carbohidratos   : 1 plátano
Fruta   : ½ mango

Media mañana

Proteínas   : Yogurt natural descremado

Frutas   : Una rodaja de piña

Comida

Proteínas   : 150g de carne de res
Carbohidratos   : 1 camote cocido al vapor
Verduras   : 1 ensalada de lechuga y tomate

Merienda

Proteínas   : 1 Sandwich de pollo en pan integral

Cena

Proteínas   : 100g de pollo a la plancha
Verduras   : Ensalada verde

Ahora necesito de tú atención y que seas capaz de identificar las proporciones de comida a la hora del desayuno, media mañana, comida, merienda y cena, las cuales están establecidas para aportarte las calorías necesarias guiadas en una dieta de 2000 a 2400 Kcal lo que podríamos traducir en una mujer entre 20 y 60 años. Para el caso de los hombres solo es necesario que las porciones sean ligeramente aumentadas.

Como pilar de la vida humana en estos tiempos de crisis, hemos diseñados esta diamante para que aproveches lo mejor que te pueden ofrecer los alimentos, para que cuides tu salud y la de tu familia, para que te beneficies con cada nutriente de cada fruta o verdura, para que experimentes lo que es el ansiado estilo de vida saludable que todos sueñan con alcanzar, pero que menos del 1% a nivel mundial es capaz de lograr.

Siguiendo el plan aseguramos que experimentarás más fuerza en tus músculos, que serás menos propenso a enfermarte, que tendrás más energía a lo largo del día, que tu estado de ánimo mejorará y que cada día vivirás una vida mejor.

Menjunje

Mezcla de varios ingredientes de origen natural que ofrecen grandes beneficios para la salud debido a las buenas propiedades que poseen, generalmente de un sabor denso.

A partir de ahora conocerás los "menjunjes", que no son nada más que combinaciones de ingredientes generalmente del tamaño de un shot con un gran contenido nutritivo y que aportan propiedades ancestrales y únicas a nuestro cuerpo al consumirlos.

Menjunje A

- 4 limones
- Jengibre del tamaño de la cuarta parte de un dedo

* Todo a la licuadora

Menjunje B

- 2 tomates

- 2 limones
- Sal al gusto

* Todo a la licuadora

Menjunje C

- 1 diente de ajo
- 1 limón
- 1 Cucharada de miel
*Todo a la licuadora

Menjunje D

- 1 limón
- 1 mandarina
- ½ cucharada de linaza

* Todo a la licuadora

La finalidad de los menjunjes es aportar mediante una dosis rápida y poderosa la descarga que tu cuerpo necesita, generalmente tiene un sabor desagradable pero te aseguramos que te serán de mucha ayuda para mantenerte más sano y fuerte.

Al fin y al cabo si pongo en una balanza el bienestar de
mi cuerpo con un sabor desagradable que no va durar en
mi palabra por más de 30 segundos, yo elijo mil veces
tener mi cuerpo sano.

Plan nutricional por semana

	Domingo	Lunes	Martes	Miércoles	Jueves	Viernes	Sábado
Desayuno	. Jugo de naranja . 1 sandwich de pollo y pan integral . 1 huevo cocido	. 1 taza de Café con leche descremada . 2 plátanos	. 3 claras de huevo y una yema . 1 Taza de avena (espeso)	. Juego de papaya . 2 huevos resueltos con queso . 2 piezas de pan integral	. 1 taza de té verde . 2 pancake con relleno de crema . 1 durazno	. 1 taza de leche descremada . Ensalada de frutas . 1 Bizcocho a elección	. 1 taza de leche de soya . 1 aguacate mediano . Tostadas
Media Mañana	. 1 manzana . 2 tabletas de chocolate negro	. 1 taza de frutos del bosque . Acompañar con yogurt descremado	. Puñado de frutos secos a elección . 1 pera	. 1 vaso de maca . 1 manzana verde	. 1 elote o choclo . Acompañar con queso fresco	. 1 porción de sandía . 3 nueces	. ¾ yogurt griego . Acompañar con granola
Comida	. Sopa a elección . Filete de carne con	. Plato de garbanzos . 100 g de pechuga de	. Atún en agua . Spaguetti o pasta a elección	. Sopa a elección . Puré de papas y espinaca	. ½ aguacate con limón . Plato de lentejas	. 150g de salmón a la plancha o acompañado con	. Crema de zapallo . Parrilla de carne

	papas al aire . Ensalada de lechuga y limón . Porción de gelatina	pollo a la plancha . 1 lámina queso mozzarella . Ensalada de tomate, cebolla y limón	. Salsa de tomate . 1 naranja	. 150g de osobuco al vino . Ensalada de col	. 1 huevo frito con gotas de aceite . Ensalada de lechuga, tomate y cebolla	cualquier salsa. . Porción de arroz integral . Ensalada de pepinillos	. Patatas asadas . Ensalada de zanahoria, betarraga y lechuga
Merienda	. ½ taza de avena. . 5 almendras	. 1 vaso de leche . tostadas con aguacate	. 3 pecanas . Yogurt descremado	. ½ lata de atún en agua . Acompañar con galletas de agua	. 2 huevos duros . 4 aceitunas . Chorro de aceite de oliva	. ½ rodaja de piña . ¾ taza de yogurt griego	. 2 tostadas integrales . queso fresco . pizca de orégano
Cena	. 2 claras de huevo cocido . 1 taza de manzanilla	. 80g de pechuga de pollo a la plancha . chorro de aceite de oliva	. 3 aceitunas . 2 cucharadas de avena . 1 vaso de leche	. ½ porción de brócoli Aceite de oliva . 1 tostada integral	. ½ aguacate relleno de zanahoria, pimiento y cilantro	. Plato de sopa de pollo. . ½ patata	. ½ lata de atún . ensalada de brócoli y limón . 1 taza de anís

Entiendo que a pesar de tener el detalle de lo que sería una dieta ideal para mejorar tu sistema inmunológico tengas muchas dudas, principalmente…

¿Y dónde quedan los menjunjes?

Bueno, los menjunjes no están incluidos en el plan nutricional por la sencilla razón de que puedes tomarlos todos los días sin excepción, siendo el horario ideal, antes del desayuno o después de la media mañana todo ello para potenciar tus actividades del día a día y a su vez potenciar la capacidad de asimilación de tus alimentos a lo largo del día.

También es preciso señalar que la clave para una vida saludable es el equilibrio, el mismo que fue inspirado por todo el staff de para ofrecerte el resultado que tienes frente a ti, lo cual no limita a que puedes alterar y cambiar el plan de acuerdo a tus propias necesidades, pero recuerda siempre los balances; así como las cantidades adecuadas de acuerdo a la comida y hora en la que ingieres tus alimentos.

Este plan tiene la única misión de mantenerte fuerte y saludable, fue inspirado por expertos pero a la vez por personas normales como tú o yo. Aquí no encontrarás la receta mágica para convertirte en el próximo Mister Olimpia o en aquella obsesionada con la dieta que absolutamente todos los días está obligada a comer pollo y lechuga. La fortalece y la salud se mantiene en el pico más alto de cada persona cuando el equilibrio entre su vida, sus hábitos y sus alimentos se encuentran alineados.

Tampoco se ha incluido la cantidad de agua salvo en algunas excepciones, por ello recomendamos consumir 2 litros de agua al día.

Recomendamos utilizar los menjunjes simplemente como aquel extra que potenciará tus defensas y recalcamos que esta dieta y las recomendaciones de nutrición mencionadas han sido diseñadas e inspiradas en una persona sana y no pretendemos curar ni establecer una preventiva de ninguna enfermedad.

Si tus condiciones o características son distintas de las antes mencionado te recomendamos que visites a un médico.

Te agradezco mucho por la decisión de mejorar tu vida y te deseo toda la salud, la vitalidad, la fortaleza y el bienestar que estoy seguro lograrás en tu vida.

Plan Saludable económico a base de avena

Este plan está diseñado principalmente pensando en la situación económica de las personas, pero a su vez en la oportunidad de aprovechar al máximo las propiedades de uno de los mejores alimentos habidos y por haber cómo es la avena.

Este plan te ayudará a verte y sentirte mejor, de adentro hacia afuera. Contribuirá a que puedas disminuir aquellas zonas donde tienes grasa localizada y a su vez a fortalecer los músculos. De ser utilizada con una rutina de ejercicio te aseguramos que incrementaras el tamaño de tus músculos y a su vez reducirás grasa.

La avena es un alimento de precio bajo que lo puedes encontrar en cualquier parte del mundo. Te aseguramos que el precio de este plan nutricional lo verás reflejado y multiplicado en valor incondicional para ti porque está diseñado para otorgarte sabor, precios bajos en los ingredientes, cuidar de tu salud, aportarte los nutrientes que tu cuerpo necesita y disminuir grasa. Es sin duda alguna el maná de la nueva era sobre todo en los tiempos que estamos viviendo.

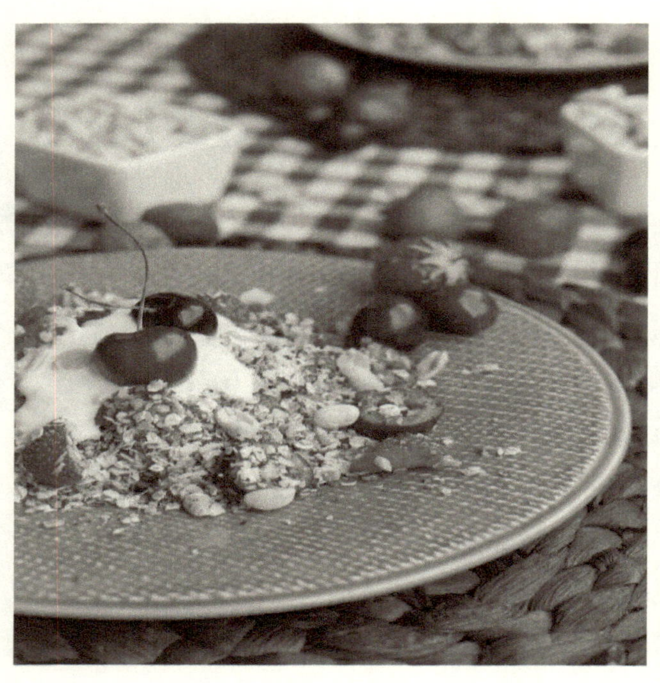

Ideal para: Todo aquel amante de la avena, aquella persona que quiere lograr un cuerpo ideal, ver cambios en su cuerpo sin gastar mucho dinero, reducir medidas y tener músculos más fuertes, sentirse con mayor fuerza y devolver la elasticidad a su piel. Este plan no tiene estereotipos ni contexturas ideales porque lo que busca es mejorar tu condición física seas delgado o delgada o quizás gordito o gordita y a su vez pensar en tu economía a corto y largo plazo.

Para desarrollar uno de los mejores planes de nutrición jamás antes vistos en internet, ni en los libros ni en las recetas de los expertos nutricionistas a lo largo del mundo teníamos que encontrar un equilibrio entre el costo de acceder a dichos productos y en los beneficios para salud, de grandes y chicos, de flacos y gordos, de jóvenes y de viejos. Es muy fácil ofrecer una dieta para alguien que quiere bajar de peso o quizás subir de peso y mencionar batidos de cientos de dólares, vitaminas con precios tan caros como los nuevos gadgets que recién salen al mercado e ingredientes con un rango de precios que son parte de las comidas de los integrantes del principado de Mónaco. Obviamente si te alimentas igual que el príncipe o la princesa de Mónaco te aseguro que tendrás un 100% de resultados, pero seamos realistas, vivimos en un mundo donde nos resulta cada vez más difícil vivir, donde el costo de vida se eleva a niveles increíbles, donde la inflación se apodera de las naciones de todo el mundo, estamos en un etapa de recesión tan dura a causa de la pandemia que tendremos 2 escenarios muy marcados al cabo de un tiempo.

Por un lado se encontrarán los fortalecidos, aquellos héroes mitológicos de carne y hueso que supieron afrontar la recesión y salieron airosos en todos los sentidos posibles y por el otro se encuentran los debilitados, que son aquellos que necesitan realizar un ajuste en todos los ámbitos de su vida.

El tipo de alimentación en este libro está orientada a los resultados, traducido a un cuerpo perfecto; seas hombre o mujer, la mejor versión de tu cuerpo, pero también pensamos en la economía de nuestros miles de clientes a lo largo de todo el mundo por ello queremos que permanezcas en el grupo de los fortalecidos, que conserves el cuerpo que siempre has tenido o el que siempre has soñado, que aproveches y aprendas que parte de vivir bien es comer bien. Aquí estarás a punto de conocer el alimento por excelencia de la humanidad y sus distintas maneras de consumirlo. Nutrirás tu cuerpo y a su vez serás capaz de reducir los niveles de grasa y colesterol.

Todo lo que te digo parece ser muy bueno para ser verdad, entiendo la desconfianza, entiendo que llevas años gastando dinero, gastando tiempo y esfuerzo en lograr objetivos que nunca se vieron reflejados físicamente; entiendo que te sentiste estafado por el alto costo de un supuesto programa para bajar de peso y fortalecer tus músculos. Eso no te va pasar aquí.

Como te dije desde un comienzo el costo de haber pagado este libro probablemente te cambie la vida para bien y a su vez te ahorrara cientos o quizás miles de dólares a lo largo de tu vida para ti y tu familia.

La avena fue el alimento por excelencia del pasado y será el alimento del futuro ¿sabes por qué?

- Mantiene tu peso
- Mantiene el índice glucémico
- Ayuda a reducir el colesterol
- Previene el asma
- Contiene un efecto prebiótico
- Rica en antioxidantes
- Te da un estado de saciedad
- Alto nivel proteico

- Controla el azúcar
- Equilibra el sistema nervioso
- Rica en vitaminas y minerales
- Mejora el sistema inmunológico
- Hidrata la piel
- Fortalece tus músculos
- Contribuye a la reducción de grasa

Y por si fuera poco lo puedes encontrar en cualquier supermercado de cualquier país a un precio bastante cómodo.

Volvemos a lo nuestro

Listado de compras

- Avena
- Pechuga de Pollo
- Atún en agua
- Carne de res
- Mariscos
- Salmón
- Limón
- Naranja
- Galletas integrales
- Tostadas
- Salvado de trigo

- Pimientos
- Zanahoria
- Té verde
- Quinua
- Brócoli
- Almendras
- Fresas
- Lechuga
- Chía
- Aceitunas
- Pescados
- Huevos
- Gelatina
- Yogurt
- Camote
- Quinua
- Patatas
- Chocolate negro
- Aceite de Oliva
- Leche deslactosada light

A lo largo de todos los planes orientados que has visto hasta el momento hemos tratado de explicar la esencia del listado de compras, lo que implica únicamente un punto de referencia a la hora de hacer las compras, a fin de cuentas para mí es una obligación asesorarte principalmente en productos que puedes encontrar tranquilamente en cualquier parte del mundo.

Parte de lo que busca este plan es dar un respiro a tu economía por lo que cuando veas el detalle del plan que tenemos para ti puedas tomar las mejores decisiones que se adapten mejores a tus necesidades. El plan puede mutar, de hecho no es magia lo que queremos venderte ni decirte que si no sigues al pie de la letra verás resultados en 100 años luz porque el cuerpo humano no funciona de esa manera. Está diseñado para que de acuerdo a sus proporciones y teniendo como insumo estrella a la avena puedas encontrar el mejor estado de salud física y psicológica, encontrarte a ti mismo y salir de cualquier apuro económico en cualquier circunstancia y en cualquier parte del mundo.

Consejo: Realiza grandes compras principalmente de avena, se recomienda como mínimo 5 kilos para que notes una ahorro sostenible; esto quiere decir que evites comprar una pequeña bolsa en el market cada día.

Sin más parafernalia te presentemos al plan avena.

Plan nutricional por semana

	Domingo	Lunes	Martes	Miércoles	Jueves	Viernes	Sábado
Desayuno	. 3 claras de huevo . 1 yema . Una taza de avena con agua caliente	. Jugo de fresa con leche . 2 rebanadas de pan integral . ½ aguacate	. 2 tostadas . 1 plátano . 1 taza de avena preparada (consistencia espesa)	. Jugo de piña . 2 piezas de pan integral . 50g de queso fresco	. 1 taza de avena preparada con manzana (consistencia espesa) 1 huevo entero	. 1 jugo de papaya y naranja . 2 huevo cocido . 2 tostadas integrales con acompañamiento a elección	. 1 taza de avena preparada con leche (consistencia espesa) . 2 piezas de pan integral
Media Mañana	. 1 plátano . 1 manzana	. 1 taza de avena con agua tibia . 1 Mandarina	. Vaso de yogurt . 5 almendras	. 1 taza de avena con agua tibia . 1 naranja	. Ensalada de frutas . Yogurt light de acompañamiento	. 1 taza de avena con agua tibia . ½ taza de papaya picada	. 1 aguacate . 1 tomate picado . ¼ zanahoria
Comida	. 100 g pechuga de pollo . 1 camote	. Guiso de pollo (de tu preferencia)	. Sopa de pollo y verduras	. 100g de carne de res en plato de	. Ensalada de aguacate, lechuga y tomate	. 1 lata de atún . 2 patatas medianas	. 100g de carne a la parrilla

	. 1 lámina de queso (el de tu preferencia) . Ensalada de lechuga	. 1 patata . 1 porción de arroz integral . 1 limón	. Ensalada de zanahoria, lechuga y tomate . Plato de fondo a tu elección	tu elección . ½ patata . Ensalada de pepinillo y tomate con limón	. 100g de pollo a la plancha . Porción de arroz integral . Porción de gelatina	. Ensalada de cebolla y tomate	. 1 patata gratinada . Ensalada con lechuga, elote, tomate y limón
Merienda	. 1 taza de avena con agua tibia . Un ciruelo	. 1 taza de avena con agua tibia	. 1 taza de avena con agua tibia	. 1 taza de avena con agua tibia	. 1 taza de avena con agua tibia . ½ puñado de frutos secos	. 1 taza de avena con agua tibia	. 1 taza de avena con agua tibia ½ puñado de frutos secos
Cena	. 2 claras de huevo cocido . Taza de infusión a elección	. Ensalada de col . ½ lata de atún	. 1 vaso de leche descremada . 1 tostada	. Tortilla de huevo con queso	. 1 huevo . Taza de infusión	. 1 clara de huevo cocida . Gelatina	. 5 aceitunas . 1 taza de infusión

Como te dije antes la avena es la estrella en este plan, en base a ella, es que se elige minuciosamente el resto de comidas; así como la cantidad de nutrientes que se van a requerir a lo largo del día.

Una de las características resaltantes de la avena es que te dará la sensación de saciedad cada vez que la consumas, lo que automáticamente se verá reflejado en tu nivel de hambre evitando así que comas más o que caigas en el típico error de comer cosas pequeñas a lo largo del día principalmente por ansiedad.

La mayoría de personas cuando escuchan la palabra dieta automáticamente la relacionan con comer poco más que un pajarito y evitar comer a lo largo del día; en otras palabras, matarse de hambre. Lo curioso es que el resultado tanto para bajar de peso, como para subir de peso (hablando de una manera sana) e incluso para mantener el peso adecuado es realizar como mínimo 5 comidas al día, ojo, no debes saltarte ninguna comida ni obviar ninguna sea el resultado que estés buscando porque lo único que estarás haciendo es ralentizar el proceso de mejora que estamos comenzando. Grábate en la cabeza que la clave absoluta para bajar de peso es comiendo, y de igual manera la clave para aumentar masa muscular y por ende subir de peso es comiendo sano.

Crees que existe una ambigüedad y que un mismo camino no te puede llevar al mismo destino, pues te equivocas, este camino te dirige te llevará al horizonte de la salud lo único que cambiarán son el tamaño de las piedras y en nuestro particular caso el tamaño de las cantidades de comida, No lo olvides, por nada del mundo te saltes ninguna comida, porque estas te darán el soporte necesario para llegar a la siguiente comida y evitar el efecto rebote y la sobrealimentación.

La finalidad de este plan es adecuarlo y hacerlo sencillo, es por ello que no se han mencionado la cantidad de kcal y proteínas por gramo de peso corporal ni demás terminología que si no eres un aficionado nato pues te resultaría muy difícil de comprender, lo único que te pedimos es que luego de adecuar el plan a tus propias necesidades cultives el hábito de consumir la avena por lo menos 2 veces al día, una antes de la comida y otra después de la comida. El tamaño de las porciones varía de persona a persona pero sabrás que la cantidad de avena que consumiste es la ideal porque sentirás la sensación de saciedad, te sentirás lleno y el hambre se desvanecerá. Ese es el efecto de la avena y el efecto que queremos lograr con este plan al margen del resultado que estés buscando.

A su vez existen muchas formas de preparar la avena y distintas combinaciones, unas más sabrosas que otras, pero nosotros te mostraremos 3 de las más sencillas y de las que puedes aprovechar en cualquier momento del día

Avena 1

Poner a hervir 1 litro de agua. Aparte disolver una taza de avena en media taza de agua fría y vaciar al agua hirviendo. Dejar que rompa el hervor y servir.

Avena 2

Servir ½ taza de avena y agregar agua tibia o caliente dependiendo del gusto y de la necesidad. Mover por unos minutos hasta tener una mezcla homogénea y listo. A esta combinación la llamamos la avena rápida.

* El agua caliente producirá que el resultado tome una consistencia aún más espesa.

Avena 3

- 1 plátano
- ½ taza de avena
- 100ml de leche light
- 1 Cucharita de esencia de vainilla

Mezclar todos los ingredientes y freír con 3 gotas de aceite de oliva o aceite de coco

Otro de los alcances de este plan es poder mantenerte en un estado óptimo con un presupuesto menor al que conllevaría realizar el tipo de comidas para obtener los resultados esperados, por ello usa el plan como una guía y sustituye a la avena entre las comidas principales, para evitar los famosos gastos hormigas, sabrás que estas consumiendo la cantidad correcta cuando te sientas saciado y no quieras comer más por el momento.

Deseamos de corazón que hayas disfrutado este proceso de aprendizaje, que obtengas en máximo beneficio en tu salud y en tu economía que uses la avena como el alimento que guíe tu vida y que goces de la mejor salud por siempre.

Plan Lacto-ovo Vegetariano

Uno de los estilos de vida más adoptados en la actualidad que está muy de moda y que cada vez gana más simpatizantes sobre quitar la carne animal de sus dietas debido a su potencial de concientización con el medio ambiente y la naturaleza principalmente con los animales es el vegetariano, pero en este libro la idea que seas super hot y obviamente saludable por ello este plan nutricional lo denominamos Lacto –ovo vegetariano ya que se encuentra exclusivamente diseñado para otorgar a lo largo del día la cantidad adecuada de nutrientes que nuestro cuerpo necesita, todo ello desde el ecosistema del mundo vegetal.

Se ha incluido alimentos de origen animal sólo a los lácteos y huevos como parte de la dieta que se encuentra diseñada para todo aquella persona que busque un equilibrio en sus comidas a lo largo del día, que quizás el estilo de vida no le permite culminar el día con las energías necesarias o que simplemente no encuentra el balance adecuado para sobrellevar la ajetreada jornada laboral.

A medida que vayas absorbiendo las enseñanzas del plan te irás dando cuenta de grandes secretos que te acercarán cada vez a verte mejor.

Nosotros buscamos que continúes con tu estilo de vida y que a su vez consigas "El cuerpazo" con el que siempre soñaste. Parte de la misión de nuestra empresa es que las personas se vean y se sientan mejor desde adentro por ello hemos diseñado un plan perfecto para obtener lo mejor de lo mejor que te puede ofrecer la naturaleza.

Ideal para: Toda aquella persona amante de la naturaleza que disfruta de los alimentos que la misma nos otorga, que por decisión personal ha adoptado o se encuentra en un proceso de cambio al estilo de vida más consiente con el planeta y que a su vez quiere mejorar su apariencia física, tener más fuerza, más resistencia a lo largo del día, ser capaz de mitigar la fatiga y el estrés, pero sobre todo sentirse cada vez mejor.

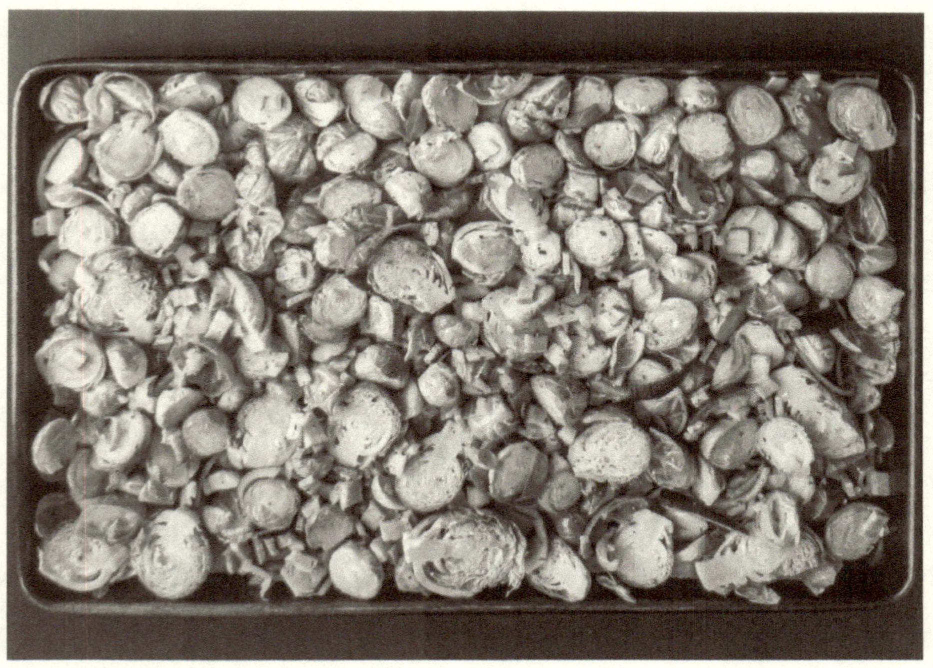

Ser vegetariano es más que no comer carne, es un estilo de vida único al que solo cierto grupo selecto puede acceder, debido a que es muy difícil de realizar, mantener este estilo de vida requiere de mucho esfuerzo principalmente para quienes se encuentran en transición, lo bueno de todo ello es que la naturaleza tiene el don de ofrecernos las mismos beneficios y sabores exquisitos en el mundo vegetal y es justamente de lo que trata todo este plan.

Aquí no encontrarás equivalencias numéricas en cuanto a la cantidad de riboflavina en mg que necesitas en tu dieta en el día a día o la cantidad de vitamina b12 en horas por día para sentirte fuerte; pero si es necesario que entiendas lo básico respecto a la alimentación y ello implica los nutrientes principales que todos los seres humanos necesitamos, entre ellos están las proteínas, los carbohidratos, las grasas, las vitaminas, los minerales, y la fibra.

Es de singular importancia que entiendas las proporciones que debes consumir de cada nutriente porque ello se convertirá en el combustible a lo largo de tu vida y por ende también el mantenimiento que le darás al motor más potente y sagrado del universo que es tu propio cuerpo.

Grupos de alimentos

Proteínas

En este grupo se encuentran los alimentos que son buenas fuentes de proteína y de vitaminas del grupo B; tales como, las legumbres, los frutos secos, la leche y demás lácteos, el huevo, la soja y sus derivados, semillas, y sus preparados, huevos y alimentos preparados a partir de proteínas vegetales.

Carbohidratos

Como base de la pirámide alimenticia incluimos a los carbohidratos que se encuentran en distintas granos de cereal, tubérculos y frutas como la manzana, el plátano, etc.

Vitaminas

Frutas y verduras, se requiere de raciones más proporcionadas de verduras por la cantidad calórica y el grado de nutrientes importantes para la salud.

Grasas

Las grasas buenas las podemos encontrar principalmente en frutos secos, semillas, aguacate, maní, aceite de oliva y estas a su vez proporcionan a nuestro cuerpo una diversidad de ácidos grasos esenciales que ayudan a administrar las vitaminas en nuestro cuerpo y también ayuda a mantener las hormonas en un estado saludable así como la salud del corazón.

Dicho de un modo sencillo estas son los nutrientes que nuestro cuerpo necesita y el cual vas a tener que incorporar todos los días en tu dieta.

Este es un plan integral que trata de ajustarse a las necesidades de las personas en líneas generales por ello una distribución saludable seria:

Vegetales	**: 2 1/2 tazas al día**
Frutas	**: 2 tazas al día**
Granos	**: 6 1/2 onzas (184 g) al día**
Lácteos	**: 3 tazas al día**
Alimentos proteínicos	**: 3 1/2 onzas (100 g) al día**
Aceites	**: 27 gramos al día**

Ahora ya sabes las cantidades adecuadas de acuerdo al grupo de alimento que necesitas consumir, por ello te daremos la llave que faltaba para sacar el máximo provecho de tu plan.

Te recuerdo que este plan a diferencia de otros planes tiene por finalidad mejorar tu cuerpo en todos los sentidos posibles, ya sea que te encuentres con unos cuantos kilos de más o que necesites ganar masa muscular, la propuesta ideal es que encuentres todos los beneficios y fortalezas de un plan normal por lo que recomendamos realizar 20 minutos de ejercicio 6 días por semana (todo ello para poder notar mejores resultados y acercarte más a tu objetivo). También por ser un plan vegetariano es recomendable consumir algunos suplementos necesarios que podrás acceder en caso necesites una descarga mayor en tu día a día, todo ello para seguir contribuyendo a la mejor versión de ti mismo.

Recuerda que cumplir a cabalidad con los grupos de alimentos en tu día a día será la clave para que te sientas fuerte y con suficiente energía.

Listado de compras

- Leche
- Yogurt descremado
- Yogurt griego

- Queso
- Huevos
- Leche de soya
- Productos de soya sustitutos de la carne
- Leche de almendras
- Arroz Integral
- Linaza
- Patatas
- Camotes
- Frijoles
- Lentejas
- Menestras en general
- Col
- Lechuga tomate
- Zanahoria
- Verduras en general
- Fresas
- Kiwi
- Naranja
- Limón
- Aguacate
- Frutas en general
- Aceitunas
- Avena
- Germen de trigo
- Fideos
- Almendras
- Nueces

- Pecanas
- Frutos secos en general
- Pan integral

Suplementos

La finalidad de los suplementos es suplir justamente los nutrientes faltantes a los largo de las comidas en el día, aparte de ello hoy en día se encuentran grandes variedades de distintas marcas y precios, nosotros te daremos únicamente el alcance de las características de los suplementos para que los consideres como una posibilidad en tus futuras compras, todo ello para obtener un mejor resultado en tu plan nutricional y así te veas beneficiado con una salud más sólida.

- Proteína de suero de leche
- Proteína de huevo en polvo
- Complejo B en tabletas
- Multivitamínicos en tabletas
- Cápsulas de levadura de cerveza
- Maca negra en polvo

Aquí puedes ver una maqueta de lo que sería tu lista de compras, dentro de todo la selección la realizaras de acuerdo a tus gustos y necesidades pero si notas un poco antes, encuentras todos los grupos de alimentos que es justamente lo que debes lograr.

Como siempre lo hemos dicho el equilibrio es la clave para una nutrición sana, a su vez comentarte que el plan ideal de comidas tiene un mínimo de 5 por día, las cuales deberás cumplir a cabalidad para que puedas aprovechar todos los beneficios; uno de los peores errores es saltarse las comidas ya que con ello solo pondrás en alerta tu sistema nervioso, aparte que tendrás una mala digestión, generarás ansiedad y mal humor, tus niveles de energía se verán reducidos considerablemente y por si fuera poco también psicológicamente caerás en la trampa del picoteo o lo que sería picar comidas a lo largo del día. Todo ello sólo te alejará del resultado esperado; estar saludable y con una mejor figura física

A continuación te daremos el detalle de un plan sencillo de realizar y muy valioso en términos nutritivos para ti y para todas tus células.

Disfrútalo

Plan nutricional por semana

	Domingo	Lunes	Martes	Miércoles	Jueves	Viernes	Sábado
Desayuno	. 2 piezas de pan . ½ aguacate . Queso freso . 1 taza de café	. Té verde . 4 claras de huevo y una yema 2 tostadas con mermelada	. 1 taza de avena con leche . 2 plátanos	. 1 taza de leche de soya . Ensalada de frutas . Pan integral	. Jugo de papaya con naranja . Tortilla de patatas	. Jugo de fresas . Pancake de avena plátano y leche . Miel	. Jugo de naranja . Tortilla de 2 huevos con verduras . Porción de arroz integral (electivo)
Media Mañana	. 1 taza de papaya picada . 1 manzana	. 1 vaso de yogurt griego . 3 Cucharadas de granola	. Jugo de fresa con leche . Sandwich de aceitunas	. 2 plátanos . 1 naranja	. 1 vaso de yogurt descremado . una pera	. 2 patatas cocidas . Queso fresco acompañando	. 2 Sandwichs de aguacate y tomate
Comida	. Pasta en salsa verde con espárragos y tomates . Pedazo de queso . Gelatina	. Puré de espinacas . Carne de soya . Ensalada de cebolla, lechuga y tomate	. Ensalada de pepinillo . Plato de quinua con patatas fritas al aire . Porción de Mazamorra de durazno	. Crema de espinaca. . Porción de arroz integral . porción de garbanzos con verduras . Porción de Arroz con leche	. Ensalada de aguacate, lechuga y tomate . Plato de macarrones en salsa blanca con champiñones y finas hiervas	. Arroz rojo con verduras . Tofu de acompañamiento . Ensalada de brócoli y rabanito . Té verde	. Hamburguesa vegetal con tofu . Ensalada de lechuga, guacamole y tomate . Dulce de calabaza

Merienda	. ½ taza de avena con frutos del bosque . Una pera	. 2 tostadas con tomate y semilla . ½ aguacate	. 1 batido de leche de almendras con fresa . Galletas veganas	. Yogurt de soya . Puñado de almendras . Sandwich de queso	. Pizza integral vegana. . 1 vaso de leche de almendras	. Crema de espárragos . Smothies de frutas	. 1 porción de arroz con leche . 1 Ciruelo
Cena	. Tortilla de espinacas con queso . Leche de almendras	. Porción de hummus . Ensalada de pepino, lechuga, tomate	. 2 Tostadas . ½ aguacate . Infusión de manzanilla	. Arroz integral con tofu . Puré de espárragos	. ½ taza de brócoli picado al vapor . ½ camote el rodajas	. Quesadilla vegetariana . Mazamorra de maicena	. Sandwich de aceitunas . Infusión de anís

* Incluye al menos una ración al día de fruta rica en vitamina C (cítricos, fresas, kiwis, por ejemplo).

* Una porción equivale a una taza mediana

Se ha diseñado con mucho cariño este plan nutricional exclusivo para vegetarianos, la idea es proporcionarte el máximo beneficio a lo largo de tus comidas en el día y dar a entender a nuestros lectores que un 80% de disciplina y un 20% de conocimiento pueden marcar la diferencia en cualquier resultado que se esté buscando. Nosotros te ofrecemos ese 20% sin mucha terminología para expertos, términos que pueden ser entendidos y asimilados por una persona sin importar su intelecto y a su vez brindar los beneficios de aquellos libros que incluyen los términos y fórmulas matemáticas más sofisticadas para poder calcular el índice de grasa, colesterol o masa muscular. Nosotros queremos otorgarte un producto sencillo de entender pero a su vez que contenga el mejor grado de resultados en el mercado.

Si podría describir este plan sería una pintura del siglo XV porque empezarás a disfrutar un estilo de vida mejorado. Imagina afrontar el día sin que te quedes dormido o sin que sientas la falta de energía, imagina saber que puedes gastar menos de lo que gastas al mes en comida y obtener mejores resultados, imagina cambiar tu figura y acercarla cada vez más a la que siempre has querido alcanzar, imagina sentirte cada día más sano y saludable, imagina gozar de tu estilo de vida y verte cada día mejor y por ultimo imagina tener ese cuerpo perfecto súper sexy que siempre soñaste.

Eso es lo que nosotros te ofrecemos y te aseguramos que lo alcanzarás si sigues el plan que te acabamos de detallar.

Uso de los suplementos

Para empezar debo decirte que este plan y las enseñanzas vertidas en este libro han sido realizados teniendo en cuenta una persona sana de entre 18 y 60 años, nuestras recomendaciones no pretenden curar ninguna enfermedad ni prevenirla. Si consideras que antes de consumir un producto debes consultarlo con tu médico sería la decisión más saludable ya que al fin y al cabo solo son recomendaciones las vertidas en el libro.

Dicho esto te hago una pregunta:

¿Alguna vez escuchaste que una persona tiene que consumir por lo menos 2g de proteína por kilo corporal?

Sea cual sea tu respuesta esta es una de las claves para mantener el estilo de vida saludable y también de aportar el combustible que tus músculos necesitas, no es necesario darte una clase de biología para que se entienda que una persona saludable es aquella que en su cuerpo cuenta con poca grasa y más musculo; de hecho, a simple vista se nota cuando una persona es saludable; así como también se nota cuando alguien no lo es, por ello la referencia de 2 gramos por kilo corporal en un ejemplo práctico sería que una persona de 70 kilos debe consumir al menos 140 gramos de proteína a lo largo del día para nutrir adecuadamente a su cuerpo a sus músculos.

La mayoría de dietas vegetarianas que encontramos en los libros y en internet no cuentan con esta cantidad adecuada de proteínas para el bienestar de la salud, si crees que por alguna razón no puedes seguir a cabalidad el plan nutricional que te enseñamos, es donde entra a tallar la suplementación.

El suplemento no es más que un compuesto científicamente elaborado con un sabor generalmente agradable que facilita la absorción de diversos grupos de nutrientes básicos para el funcionamiento del organismo y haciéndolo de un uso sencillo, por esta razón es que lo recomendamos.

Suplemento de proteínas

Basta que lo combines con agua y lo agites un poco para que puedes disfrutarlo, úsalo principalmente cuando por algún motivo no puedas realizar alguna comida de las 5 previamente pautadas, para un mejor sabor puedes acompañarla con tu fruta favorita.

Recomendable en la media mañana y en la merienda. Usarlo como máximo 2 veces a día

* El suplemento no sustituye ninguna de las comidas por lo que lo recomendamos usarlo responsablemente, de

tener alguna duda, realizar la consulta respectiva con su médico o nutriólogo de confianza.

Suplemento del complejo B

Generalmente se venden como píldoras con el mismo nombre que pueden ser consumidas diariamente para reforzar la cantidad de vitaminas del grupo B principalmente, al tener una dieta que carece de alimentos animales este grupo de vitaminas puede verse afectado por ello una buena forma de dar cara a esta ausencia es mediante un suplemento de vitaminas del complejo B.

Multivitamínicos

Las vitaminas en general sirven principalmente para mantener un correcto funcionamiento del cuerpo en todos sus niveles, desde el estado saludable del sistema nervioso hasta la formación de hormonas y glóbulos rojos por lo que es recomendable consumir un suplemento multivitamínico que nos brinde estos nutrientes para nuestro cuerpo.

* Recomendamos también una adecuada exposición a sol de entre 10 a 15 minutos con la protección respectiva ya que contribuirá con la absorción de la vitamina D y a un bronceado latino y perfecto. ¡Justo ese que tanto buscas!

Sabiendo esto te encuentras varios escalones por encima del resto, este plan te ayudará a mantenerte sano y fuerte a través del tiempo.

Este plan nutricional acompañado con una rutina regular de ejercicios no tengas dudas que te convertirá y moldeará tu cuerpo de una manera que antes de hoy solo la podías imaginar.

Plan Masa Muscular Extrema 2X1

Este plan es la versión mejorada al Plan Muscular ya que esta minuciosamente diseñado para aquellos deportistas, que periódicamente se ejercitan, que cuentan con una rutina de ejercicios ya establecida pero que pese a ello no han logrado ver lo cambios esperados en su físico.

Este plan promete resultados al corto, mediano y largo plazo y garantiza un aumento de masa muscular sin grasa todo ello sin importar el nivel en el que te encuentres.

Es un plan bastante exigente que combinado con la rutina de ejercicios adecuada te acercará a tus resultados más pronto de lo que esperabas.

Ideal para: Metabolismo rápido, todo aquel que quiera resultados rápidos en ganancia muscular, se encuentre atascado, todo aquel que cuente con un sistema de entrenamiento y a su vez tenga el conocimiento previo en materia de ejercicios.

Es uno de los planes más exigentes y tiene que ser necesariamente combinado con ejercicios de musculación.

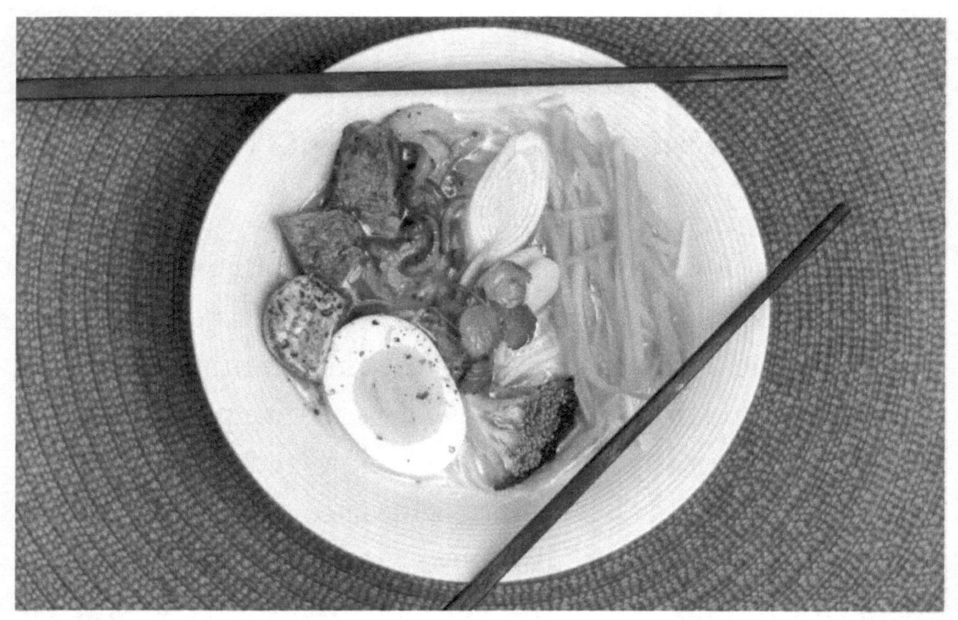

Si has optado por el Plan Masa Muscular Extrema, déjame decirte que desde ya te admiro como persona y como deportista, porque para saber llevar y aprovecharlo al máximo se necesita la disciplina de un monje, el hambre de un león, la inteligencia de un científico y el corazón de un guerrero.

¿Por qué tanta alabanza y fururu al plan?, simplemente porque a diferencia de los planes restantes, este es quizás el único de todos ellos que no puede ser realizado por cualquier, y por cualquiera me refiero por una persona normal con kilos de más o kilos de menos. Este exquisito plan solo puede ser utilizado por súper hombres; mujeres y varones, aquellos dioses del olimpo que se encuentran en la tierra porque tienen la fuerza y la gloria en la palma de sus manos, aquellos que conocen lo que implica el sacrifico y entienden que todo resultado conlleva un proceso de transformación en el cual generalmente existe mucho dolor de por medio, porque asimilan que ese dolor y el sacrifico es el que los hace cada día más grandes.

La naturaleza de todo súper hombre es mejorar día a día por ello desde ya te agradezco la confianza en adquirir un producto que elevará tus resultados con creces, que te ayudará a volcar en ganancias físicas el esfuerzo que llevas realizando y que te dará un plus adicional de sapiencia en cuanto al mundo de la musculación respecta.

Categorías de Musculación

Semi Experto

Si eres una persona que mantiene una rutina de ejercicios anabólica (ejercicios para aumentar masa muscular) y que pese a ello no ha visto ganancias singulares de musculo ya sea por tema genético, porque tiene el biotipo ectomorfo, porque no ha sabido implementar una correcta distribución de sus alimentos a lo largo del día o porque quizás ha logrado aumentar de peso, pero no de una manera adecuada y uniforme que implique el hecho de adquirir peso en músculo y no en grasa.

Si eres una de esas personas, déjame decirte que estas en el lugar correcto y te aseguro que esta guía será tu consejera de por vida, lograrás volcar esos brazos, ese pecho, esas piernas en poderosos monumentos y lo mejor es que este conocimiento extra te acompañará de por vida.

Estoy seguro que si llegaste a este punto es porque has visto muchos tutoriales en youtube de influencers famosos, de monstruos del fitness, que has leído innumerables artículos de nutrición en ganancia muscular, pero te aseguro que lo que descubrirás si te dará resultados siendo esa la principal misión de este libro. ¡Resultados!

A continuación te dejaré un listado de compras fijo y otro variable, para que entiendes que alimentos debes tener en tu refrigerador siempre, y cuales puedes ir variando por un tema de gustos y gastos. El listado fijo será el grupo de alimentos que comerás todos los días y el segundo grupo los alimentos que irás variando de acuerdo al paso de los días.

Listado Fijo

- Huevos
- Pechuga de pollo
- Frutos secos
- Avena
- Limón

- Camote
- Plátano
- Aceite de oliva

Listado Variable

- Carne de res
- Atún en agua
- Salmon
- Yogurt griego
- Leche
- Queso
- Té verde
- Arroz integral
- Pan integral
- Aguacate
- Patatas
- Brócoli
- Lechuga
- Zanahorias
- Verduras en general
- Naranja
- Manzana
- Pera
- Frutas en general
- Fideos
- Frijoles
- Garbanzos

- Lentejas
- Menestras en general
- Semillas

Si ahora vas a tu refrigerador y no encuentras uno de la lista de los fijos, ya puedes ir entendiendo porque no logras los resultados esperados.

Pero tengamos claro otro punto, no es comer porque si y mezclar los alimentos de cada grupo porque simplemente te dio hambre, porque eso te alejará de ver el estado físico soñado. Tienes que encontrar el balance y saber organizar tus comidas a lo largo del día. Hoy empieza la magia de los 2.5 a 3.0 gramos de proteínas por kilo corporal.

Estas a punto de conocer las descargas de comida y sobre todo poder hacerla asimilable, ya que no es lo mismo mesclar una fuente de proteína vegetal con otra fuente de proteína animal o con un carbohidrato o mezclar un tubérculo con una fuente de omega 3. Cada grupo de alimento es perfecto e su grupo pero necesita un plus adicional para explotar al máximo.

Eso lo irás aprendiendo de forma automática cuando analices el plan nutricional que te voy a dar y encuentres las diferencias con el plan que actualmente si sigues, si encuentras más de 5 diferencias tajantes déjame decirte que el plan que tenías no sirve pero no sin antes recalcarte la importancia de un adecuado entrenamiento anabólico el cual tiene que durar como máximo 45 minutos y ser realizado en cortas repeticiones con mucho peso.

Pero vamos que eso ya tú lo sabes, entonces vamos a lo nuestro.

Plan nutricional por semana

	Domingo	Lunes	Martes	Miércoles	Jueves	Viernes	Sábado
Desayuno	. 4 claras de huevo . 2 yemas . 1 Plato de lentejas con arroz integral	. 4 pancakes de avena, plátano y leche . 1 taza de té verde . Ensalada de frutas	. 2 Sandwichs de pollo deshilachado con camote . 2 tomates . Jugo de fresas con leche	. Batido de 2 plátanos, 1/2 taza de avena, una manzana, ½ taza de germen de trigo y leche . 3 tostadas con queso	. 6 claras de huevo . 1 yema . 1 taza de avena (consistencia espesa). . 3 Cucharas de germen de trigo	. Plato de fideos . 100g de pechuga de pollo . Infusión	. Juego de papaya . 1 Sandwich de pollo deshilachado . Ensalada de frutas . 2 huevos
Media Mañana	. 1 taza de avena 1 taza de brócoli con aceite de oliva	. 150g de pechuga de pollo . Fideos o cualquier tipo de pasta	. 1 lata de atún . Porción de arroz integral . 1 limón	. 1 puñado de frutos secos . Un vaso de Yogurt . 1 durazno	. 100 g de pechuga de pollo . 2 piezas de pan integral	. ½ taza de avena . 1 plátanos . 5 fresas	. 100g de salmón en salsa blanca . Porción de arroz
Comida 1	. 200g de pechuga de pollo . 200g de camote cocido Ensalada de lechuga y tomate	. 150g de carne de res . Ensalada de espinaca y brócoli . Té verde	. 100g de pechuga de pollo en salsa de champiñones . 1 Patata sancochada Ensalada de cebolla	. 100 g de carne de res . 2 patatas gratinadas . ½ taza de brócoli con limón	. 1 plato de garbanzos . 100g de pechuga de pollo . ensalada de rabanito y lechuga . una manzana	. Plato de lentejas . Porción de arroz integral . 1 patata	. 100g de pechuga de pollo . 1 camote cocido . Ensalada de pimiento, zanahoria, apio y espárragos

Comida 2	. 150g de pescado . 1 patata cocida	. 100g de pechuga de pollo . Porción de arroz integral . 3 aceitunas	. 4 claras de huevo . 4 aceitunas . ½ aguacate	. ½ lata de atún . 1 camote cocido . ½ pimiento	. 100g de pechuga de pollo . Porción de Arroz integral	. 150g de pescado . 1 patata cocida . 1 pera	. 100 g de salmón en salsa blanca . 1 patata . Ensalada de col y limón
Merienda	. Tortilla de huevos con 1 lata de atún . Ensalada	. 1 vaso de yogurt griego . 1 puñado de frutos secos	. 100g de pechuga de pollo . Ensalada de lechuga . 1 limón	. 100g de pechuga de pollo . Porción de lentejas	. 100g de salmón . 1 patata . Acompañar con cebolla	. 1 puñado de frutos secos . 1 taza de avena	. 1 vaso de yogurt griego . 4 almendras . 2 Cucharadas de salvado de trigo
Cena	. 4 claras de huevo 2 piezas de pan integral	. Tortilla de 3 huevos con queso y cebolla . Infusión	. 1 vaso de leche . 1 tostada integral	. ½ lata de atún . Lechuga . 5 aceitunas	. 3 claras de huevo . Ensalada de lechuga	. 80g de pechuga de pollo . Ensalada de lechuga	. 1 vaso de frutos secos

A partir de este momento eres consciente de tus aciertos y tus fracasos, si en la dieta que estabas llevando para obtener un aumento en tu masa muscular no incluías un grupo proteínico en cada comida como lo puedes ver arriba, puede ser una de las principales razones, o quizás la exclusión de carbohidratos por el temor a aumentar grasa corporal o quizás incluir escasas calorías en todo tu día.

El punto es que si no llevabas 6 comidas con un alto valor biológico en nutrientes, no estabas dando la suficiente gasolina que tu cuerpo requería.

Está científicamente comprobado que una adecuada rutina de entrenamientos anabólica combinada con una dieta a base de proteína con un mínimo de 6 comidas al día es uno de los secretos a vox populi en el mundo del fitness para aumentar masa muscular, pero lo que no te habían enseñado es el plus nutritivo que le otorgas a tu cuerpo cuando juntas dos grupos de proteínas como por ejemplo la proteína animal con la proteína vegetal. Este mix te ayudará enormemente al crecimiento muscular y será unos de los secretos que queremos que a partir de hoy sean parte de tu vida

Este plan al igual que todos es moldeable en los alimentos, ya que puedes sustituir unos por otros que pertenezcan al mismo campo nutricional pero lo que bajo ningún motivo es negociable la cantidad de comidas. Te aseguramos que si realizas tus 6 comidas incluyendo la adecuada ingesta de proteínas y carbohidratos, tus ganancias las podrás ver con creces. De lo contrario si disminuyes la cantidad de comidas o sustituyes las proteínas quizás por una fruta, pues déjame decirte que la responsabilidad a este punto será únicamente tuya.

Las acciones que tomes hoy serán los resultados del mañana.

Experto

Si te encuentras en esta categoría desde ya eres un ganador, porque es uno de los picos más altos a los que una persona puede aspirar a llegar, principalmente porque para ello debes ser un deportista, pero no un deportista cualquiera, tienes que ser un deportista de la máxima elite que lleva su cuerpo al extremo con pruebas cada vez más duras. Aquel troyano que no es vencido ni por el mismo infierno y que encuentra la motivación incluso del bote de la basura y te felicito por ello. Toda persona que quiere alcanzar la gloria y tener un estilo de vida glorioso merece nuestro respeto y admiración total porque es un fuera de serie.

Pero seamos sinceros, todos y absolutamente todos en el planeta podemos mejorar, incluso el mejor del mundo puede ser mejor. Te aseguro que el mismo Cristiano Ronaldo puede ser incluso más veloz cuando se lanza al ataque o Leo Messi puede perfeccionar sus maniobras o quizás uno de los mejores tripleros de la historia como

Stephen Curry puede llegar a ser un mejor jugador si tiene las ganas y la voluntad de dar un poco más de sí mismo pero principalmente lo que diferencia a los monstruos, cual héroes de Marvel que parecen inalcanzables por las hazañas que logran son quienes combinan el talento, la voluntad y los conocimientos.

Los 2 primeros los consigues tú, pero nosotros nos encargaremos de mejorar tus conocimientos y otorgarte la mejor fórmula para seguir creciendo, para que dejes de estar estancado y puedas ver nuevamente cambios visibles en tu apariencia.

En este plan no te hablaremos de los suplementos y proteínas que debes consumir porque eso ya lo sabes tú, puedes encontrarlo en cualquier web dedicada el fitness. Aquí verás los mejores secretos, tips puntuales que te diferenciarán del resto; será el turbo que le añadirás a tu auto sin tener que inyectarte sustancias que a la larga solo te harán daño.

En este libro apoyamos la idea de que cada persona puede hacer y deshacer con su cuerpo de la manera que crea conveniente, por ello no emitimos ninguna opinión a favor o en contra de cualquier tipo de sustancia.

Secretos de ganancia muscular

- Junta proteína animal con proteína vegetal
- Consume todos los días una cuchara de aceite de oliva extra virgen
- Consume diariamente por lo menos 1 limón
- Cada 2 días toma ½ cucharadita de bicarbonato de sodio
- Realiza mínimo 6 comidas diarios y no te las saltes jamás
- Consume como mínimo 2 frutas distintas diariamente
- Consume por lo menos 3 verduras distintas
- Consume a lo largo del día más calorías de las que gastas
- Agrega por lo menos un tipo de lácteo en el día
- Bebe abundante agua
- Consume tus alimentos con bajo nivel de aderezo
- Consume omega 3
- Consume levadura de cerveza
- Duerme por lo menos 8 horas al día

Plan nutricional por semana

	Domingo	Lunes	Martes	Miércoles	Jueves	Viernes	Sábado
Desayuno	. 8 claras de huevo . 2 yemas . Batido de plátanos con leche y germen de trigo	. 4 pancakes de avena, plátano y leche . 1 taza de té verde . Ensalada de frutas	. 2 sandwichs de pollo deshilachado con camote . 2 tomates . Jugo de fresas con leche	. Batido de 2 plátanos, 1/2 taza de avena, una manzana, ½ taza de germen de trigo y leche . 3 tostadas con queso	. 8 claras de huevo . 1 yema . 1 taza de avena (consistencia espesa). . 3 cucharas de germen de trigo	. Plato de fideos . 150g de pechuga de pollo . 1 taza de té verde	. Jugo de papaya . 1 Sandwich de pollo deshilachado con tomate y queso . Ensalada de frutas . 3 claras de huevo
Media Mañana	. 1 taza de avena . 1 taza de brócoli con aceite de oliva . 4 aceitunas	. 150g de pechuga de pollo . Fideos o cualquier tipo de pasta . Albahaca	. 1 lata de atún . Porción de arroz integral . 1 limón	. 1 puñado de frutos secos . Un vaso de Yogurt . 1 durazno	. 100 g de pechuga de pollo . 2 piezas de pan integral	. 1 taza de avena . 1 plátanos . 5 fresas	. 150g de salmón en salsa blanca . Porción de arroz integral
Comida 1	. 200g de pechuga de pollo . Porción de garbanzos . 1 camote cocido Ensalada de lechuga y tomate	. 200g de carne de res . Ensalada de espinaca y brócoli . 1 patata gratinada . 1 manzana	. 200g de pechuga de pollo en salsa de champiñones . 1 Patata sancochada Ensalada de cebolla y limón	. 150 g de carne de res . 1 camote . ½ taza de brócoli con limón	. 1 plato de garbanzos . 100g de pechuga de pollo . Ensalada de rabanito y lechuga . 1 manzana	. 150g de pescado . 1 Plato de lentejas . 1 patata . Ensalada	. 100g de pechuga de pollo . Porción de pallares . Ensalada de pimiento, zanahoria, apio y espárragos

Comida 2	. 180g de pescado . 1 patata cocida	. 180g de pechuga pollo . Porción de frijoles . 5 aceitunas	. 6 claras de huevo . 4 aceitunas . 1 aguacate	. ½ lata de atún . 1 camote cocido . ½ pimiento	. 100g de pechuga pollo . Porción de Arroz integral	. 150g de pechuga pollo . 1 patata cocida . 1 pera	. 100 g de salmón en salsa blanca . 1 camote cocido . Ensalada de col y limón
Merienda	. Tortilla de huevos con 1 lata de atún . Porción de garbanzos . Ensalada	. 1 vaso de yogurt griego . 1 puñado de frutos secos . 1 Sandwich de pollo deshilachado (integral)	. 150g de pechuga pollo . Porción de lentejas . Ensalada de lechuga y tomate . 1 limón	. 180g de pechuga pollo . Porción de lentejas . Ensalada de apio	. 150g de salmón . 1 patata . Acompañar con cebolla	. 1 puñado de frutos secos . 1 taza de avena . 3 aceitunas	. 1 vaso de yogurt griego . 3 nueces enteras . 2 Cucharadas de salvado de trigo
Cena	. 3 claras de huevo . 1 piezas de pan integral . Infusión caliente	. Tortilla de 3 huevos con queso y cebolla . Infusión caliente	. 1 vaso de leche . 1 tostada integral	. ½ lata de atún . Lechuga . 5 aceitunas . Infusión caliente	. 3 claras de huevo . Ensalada de lechuga . Infusión caliente	. 150g de pechuga pollo . Ensalada de lechuga . Infusión caliente	. 1 vaso de leche de almendras . ½ taza de quinua

* Una porción equivale a una taza mediana

Esta dieta esta amoldada a un persona relativamente grande, estamos hablando para alguien que tenga más de 100 Kg de peso, a medida que la vayas probando te darás cuenta de que tan amigable eres en ella, si sientes que el volumen de alimento es demasiado alto entonces has más pequeñas las porciones, notarás que es demasiado si sientes la sensación de tener el estómago hinchado, si es tu caso te recomendamos que no sometas a tanto trabajo a tu estómago porque puede que tu sistema digestivo no sea tan eficaz por lo que necesitarás realizar las correcciones del caso y amoldarlo a tu caso en particular.

En este punto es necesario que conviertas en 7 tus comidas diarias para que no des chance en ningún momento a que se active el catabolismo muscular; además si tu rutina de ejercicios es lo suficientemente agotadora y eficiente te dejará con mucho hambre a lo largo del día y volverá más rápido a tu metabolismo por lo que podrás asimilar la cantidad de comidas.

Una vez más no descuides en ningún momento las cantidades de comidas y ten en cuenta los secretos antes mencionados porque te aseguro que verás mejoras con el paso de los días.

Como lo dijimos antes esta es una dieta que puede realizarse con las compras en cualquier supermercado del mundo, si consideras que necesitas algún suplemento nutricional te recomendamos que lo uses únicamente como un suplemento. Si a pesar de ello sigues estancado, debes analizar los 3 pilares para la ganancia muscular que son: comida, entrenamiento y descanso; porque lo más probable sea que tengas algún tipo de falencia en uno de estos pilares.

A fin de cuenta la clave del éxito en este punto ya la conoces; come como un león, entrena como si de ello dependiera tu vida y duerme como un bebé.

Te deseamos una vida de éxito y desde ya te hacemos llegar nuestras más sinceras muestras de admiración y respeto absoluto.

Plan Inferno

Diseñamos este plan como la forma más práctica y rápida de bajar de peso y moldear tu cuerpo de una forma sin igual mediante la comida, es un plan sólido que envuelve toda la sapiencia de los expertos maestros del arte de cambiar cuerpos y cambiar vidas para perfeccionar una de las técnicas más solicitadas por deportistas y personas de todo el mundo que es bajar de peso, el enfoque principalmente es el estímulo de la reducción de grasa y de peso por lo que se encuentra diseñado específicamente para toda aquella persona con dificultades para bajar de peso, que quizás lo ha intentado pero que no consigue los resultados óptimos, para personas que realizan una actividad deportiva frecuente y que se encuentran en un estado óptimo de salud.

Ideal para: Metabolismo lento, todas aquellas personas que tienen cultivado el hábito de hacer ejercicio y que a su vez quieren potenciar sus resultados y obtener cambios significativos en sus medidas de una forma saludable

Dicen que si piensas que estas derrotado o si piensas que ganarás; de igual manera estás en lo cierto, la mente subconsciente hoy en día juega un papel fundamental en la forma como vemos al mundo y en la forma como nos sentimos.

Este plan ha sido desarrollado de una forma única por eso su apodo es "La máquina que devuelve sueños". Te aseguramos que de obedecer el plan obtendrás resultados sin duda alguna, el porcentaje de resultados de acuerdo a tu tamaño, índice de masa muscular e índice de grasa; así como peso y talla dependerá únicamente de tu mente y del grado de compromiso que tengas para realizar tu dieta y realizar tu rutina de ejercicios.

Como te dijimos antes si crees que no podrás aguantar la presión o que no podrás, ¡estás en lo cierto! Queremos que experimentes ese cambio y que descubras de una vez tus sueños a través de tu cuerpo.

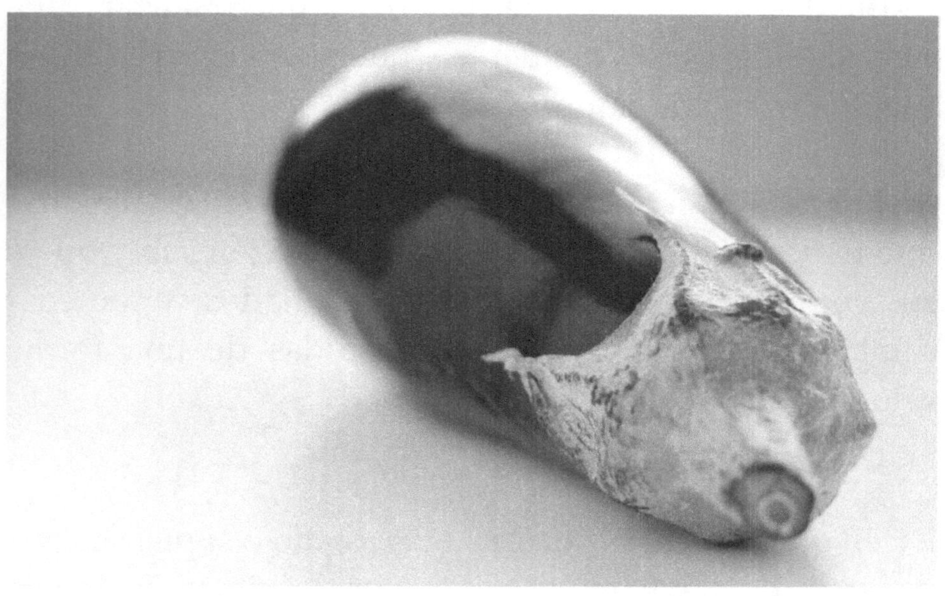

Alguna vez te has preguntado

¿Por qué tu nutriólogo o tú médico, ese que te dice que no comas pan ni grasas generalmente son gordos, barrigones y al menor descuido los ves en un fast food comiendo una comida grasosa?

Simplemente porque para obtener un cuerpo esbelto se necesita más que tener un doctorado en medicina. Se necesita voluntad, disciplina y aplomo para saber exigirte cuando estás cansado o para guiar a tu cerebro cuando este quiere desviarte, es un camino largo pero una vez que aceleras te aseguro que será el mejor viaje que hayas realizado en tu vida.

Otro punto que hay que tener en cuenta es que este de por sí es un nivel avanzado- es exigente- por lo mismo si tú aun no te encuentras en un nivel avanzado y aun no cuentas con la suficiente información y conocimiento en lo que respecta a este mundo te sugiero que tomes con precaución las recomendaciones vertidas en este plan y que de igual manera sigas los consejos con sabiduría.

Recuerda una vez más que la clave del éxito es el equilibrio tanto en la vida como en tus comidas.

Si pensabas que en este plan te morirías de hambre a lo largo del día, pues déjame decirte que estás totalmente equivocado, este plan se encuentra diseñado de tal forma que bajes medidas; pero como se viene diciendo en todo el libro, SIEMPRE COMIENDO.

Es la manera más saludable, eficiente y eficaz, será por esa razón que a partir de hoy ingresará a tu vida.

Úsalo con sabiduría y recuerda que debes hacer uso de él solo hasta que llegues a tu resultado objetivo. Una vez que alcances la meta o el peso deseado te sugiero que cambies de dieta y amplíes la gama de nutrientes, para ello puedes seguir el Plan saludable económico o el plan saludable 2 también incluidos en la lista de contenidos del libro.

Pese a lo que te digan muchas páginas web, recuerda siempre que el peso ideal es el peso en el que uno se siente a gusto, por ello, eres tú y nadie más que tú quien debe decidir sobre ello.

Listado de compras

- Pechuga de Pollo
- Atún en agua
- Carne de res
- Pescado
- Limón
- Mandarina
- Tostadas
- Pan integral

- Salvado de trigo
- Pimientos
- Zanahoria
- Té verde
- Quinua
- Brócoli
- Almendras
- Fresas
- Lechuga
- Chía
- Aceitunas
- Pescados
- Huevos
- Gelatina
- Yogurt light
- Camote
- Quinua
- Patatas
- Chocolate negro
- Aceite de Oliva
- Leche deslactosada light

Secretos

- Consume 1 cítrico en todos tus días
- Bebe un vaso de agua antes de tus comidas
- Bebe regularmente té de jengibre

- Incluye el té verde en tus mañanas
- Usa platos más pequeños
- Mastica lento
- Duerme como mínimo 8 horas
- Cocina con aceite de coco
- Sal a correr al aire libre por lo menos 3 veces por semana
- Entrena con pesas
- Descarta de tu vida el azúcar
- Toma sol frecuentemente *con la debida protección*

Parte del crecimiento de una persona, se encuentra la capacidad de auto controlarse. De hecho el autocontrol para muchos científicos es uno de los niveles superiores a los que puede llegar el ser humano y solo el 1% de personas en el mundo lo pueden realizar como se debería hacer.

Ese 1% corresponde a las personas más exitosas en los distintos campos, ciencias y materias de la vida, deportistas de clase mundial que se diferencian del resto de común mortales. El autocontrol se define como la capacidad de tener dominio sobre uno mismo y es muy difícil de alcanzar sobre todo cuando la tentación es muy grande. Por ello pese a que tengas todas las herramientas y conocimientos habidos y por haber la decisión a la hora de elegir tus compras y principalmente a la hora de consumir tus alimentos recae únicamente en ti.

¿Has visto casos en los cuales una persona consiguió bajar de peso 8 kilo con una dieta mágica y al cabo de 3 meses subió 15 kilos?

Te comento, ese es el tan famoso efecto rebote que se da justamente cuando se sigue algún tipo de dieta especifica que cambia tus hormonas y hábitos y que cuando te descuidas y fallas tu cuerpo se dice a sí mismo que necesita recuperar todo lo sacrificado, obteniendo generalmente resultados desastrosos y patéticos.

Nosotros te enseñamos a tener un estilo de vida saludable, siendo esta la mejor manera de bajar de peso y a su vez de educar a nuestro cuerpo los hábitos alimenticios a los que debe obedecer. No es lo mismo hacer una dieta para bajar de peso que ser una persona saludable que alimenta a su cuerpo con lo mejor de lo mejor por siempre.

¿Notas la diferencia verdad?

Si no esperas un resultado duradero y este cambio para tu vida, si no quieres educar a tu cuerpo y acostumbrarte a seguir un estilo de vida saludable y tener hábitos alimenticios saludables y pertenecer a ese escaso grupo selecto que personas extraordinarias con las mejores figuras del mundo y por el contrario quieres hacerlo fácil y rápido, creo que no será una mala idea que visites a un cirujano.

Ejemplo:

Desayuno

Proteínas	: Queso
Carbohidratos	: 2 piezas de pan integral
Fruta	: Jugo de papaya
	Té verde

Media mañana

Proteínas	: ¾ de porción de yogurt griego
Frutas	: Una pera

Comida

Proteínas	: 150g de pechuga de pollo
Carbohidratos	: Patatas al vapor
Verduras	: 1 tomate en rodajas con espinaca
y medio limón	
Fruta	: 1 naranja

Merienda

Proteína	: Pedazo de pollo en cuadritos
Verduras	: Ensalada de lechuga y tomate

Cena
Proteínas   : 100g de atún en agua
                                     5 aceitunas moradas

Como te dije antes, éste es un ejemplo simple del verdadero reto que tienes de ahora en adelante y para ello necesito que captes la esencia, notas que existen 5 comidas y es por que la clave para bajar de peso no es dejar de comer, todo lo contrario se baja de peso comiendo "pero saludable", ¿captas la idea verdad? Eso implica que no debes saltarte las comidas porque de hacerlo cargaras tu próxima comida, tendrás más hambre, fomentarás que tu metabolismo se encuentre en un estado lento, tendrás una asimilación inferior de los alimentos, tendrás más tentación de picar uno que otro alimento y a la larga sin ser extremista esas comidas se convertirán en grasas localizadas y serán cada vez más difícil deshacerte de ellas.

Por ello incluye proteínas de calidad en tus comidas, baja la cantidad de carbohidratos pero no los restrinjas del todo y sobre todo come muchas frutas y verduras a la vez y recuerda siempre hidratar tu cuerpo con por lo menos 2 litros de agua.

Plan nutricional por semana

	Domingo	Lunes	Martes	Miércoles	Jueves	Viernes	Sábado
Ayuno	. 1 taza de té verde	. 1 taza de té verde	. 1 taza de té verde	. 1 taza de té verde	. 1 taza de té verde	. 1 taza de té verde	. 1 taza de té verde
Desayuno	. 1 taza de café con leche descremada . Sandwich integral de pollo deshilachado	. 1 Jugo de papaya . 2 tostadas integrales . 1 aguacate	. 1 jugo de piña . 1 taza de café . 3 claras de huevo . 2 tostadas con aceitunas verdes	. 1 taza de leche de soya . 1 pera picada . 3 claras de huevo . 2 tostadas integrales	. 1 vaso de leche de almendras . 2 tostadas . 5 aceitunas moradas	. 1 taza de avena preparada con manzana . 1 plátano	. 1 taza de maca . 1 rodaja de piña . Sandwich integral con queso
Media Mañana	. ½ vaso de yogurt light . 1 manzana	. 1 plátano . 1 naranja	. 1 puñado de frutos secos . Té de jengibre	. ½ vaso de yogurt griego . 1 cucharada de Miel de abeja	. ½ aguacate . Acompañar con queso	. Ensalada de frutas . Acompañar con yogurt light	. 1 taza de uvas
Comida	. Ensalada de lechuga y tomate . 150g de pechuga de	. Ensalada de col . 1 lata de atún en agua . Porción de arroz integral	. Puré de espárragos . Porción de garbanzos	. 150g parrilla de carne . Ensalada de lechuga y cebolla	. Crema de alverjas . 150g de Pavita al horno	. 150g de pescado blanco en salsa blanca . Porción de arroz integral	. Tortilla de verduras . 1 patata gratinada

	pollo a la plancha. .1 camote cocido . 1 mandarina	. 1 patata al horno	. 100g de salmón a la plancha . Ensalada de lechuga	. 1 copa de vino	. 1 papa al horno . Ensalada de cebolla	. 1 durazno	. Ensalada de pepinillo y limón
Merienda	. ½ taza de avena.	. 1 ciruelo . Sandwich integral de queso	. ½ vaso de yogurt griego . Frutos del bosque	. 1 puñado de frutos secos . Té de jengibre	. 1 pera	. 4 aceitunas moradas	. ½ taza de avena
Cena	. 100g de salmón . Ensalada de col con jugo de 1 limón	. Porción de brócoli al vapor con limón . Infusión	. Sopa de pollo con verduras	. 80g de pollo a la plancha . Porción de arroz integral	. ½ aguacate . 1 tostada integral . Infusión	. 2 a 3 claras de huevo Infusión	. ½ porción de brócoli al vapor . 4 aceitunas moradas

Existen varios adicionales que debes tener siempre en cuenta. La base y la esencia del plan que te ofrecemos y además la filosofía de nuestra organización es hacer tu vida más saludable y para ello recomendamos consumir alimentos más saludables. Incluimos en este grupo la mayoría de alimentos de origen animal y vegetal sin ser procesado; de hecho, recomendamos que con el paso de los días vayas tomando el hábito de alejarte de los productos procesados, aquellos que te vienen con fecha de vencimiento, porque contienen sustancias que no contribuyen con tu salud y por ende tampoco en lograr los resultados que estas esperando.

La vida sedentaria es otro de los factores que dificulta el logro de resultados, por ello mantente siempre en actividad, convierte tu día en una oportunidad de crecer siempre.

Descansa, claro que sí, también es muy bueno tomar siestas de unos 30 minutos por día, ya que con ello acelerarás tu metabolismo.

Este plan se encuentra diseñado para un grupo de personas con cierta actividad física. Si el esfuerzo físico que realizas es considerablemente fuerte, para poder lograr tus resultados, mantenlo, pero te recomendamos que agregues un poco el tamaño de tu porción únicamente en el grupo de proteínas.

También puedes complementar tu alimentación con suplementos, el consumo de los mismos varía de acuerdo a cada persona y a su nivel de aceptación y conocimiento. Si no tienes ningún conocimiento del tema puedes realizar tu consulta al email que dejaré al final del libro indicando tu género, peso, talla y rutina de diaria (tanto de ejercicios como de actividades que realizas en el día) a nuestra web.

Recuerda que uno de los puntos clave para lograr los resultados es que evites bajo ninguna circunstancia saltarte alguna de las comidas, la idea principal es dar energía constante a tu cuerpo para acelerar tu metabolismo, que gaste las energías de los alimentos mientras hace lo mismo de la grasa de tu cuerpo. Si evitas una comida generarás 2 efectos:

1. Enlentecer tu metabolismo con lo cual no quemarás grasa

2. Usar la energía de tus músculos

La idea es que te mantengas fuerte mientras vas moldeando tu cuerpo porque es necesario que aceleres tu metabolismo y que la energía sea obtenida de la grasa más no de tus músculos.

¡Una adecuada rutina de ejercicios con el plan nutricional de arriba te dará los resultados que esperas sin duda alguna!

Para terminar quiero decirte que esto no es una dieta, es un plan nutricional que ha sido elaborado con mucho esfuerzo y cariño para que seas más saludable, para que mantengas un estilo de vida mucho más sano y puedas alcanzar la figura con la que tanto sueñas, esto no es de una semana o un mes. Es una posición de debes aspirar a hacerla parte de tu vida por siempre.

El plan visto es algo exigente, pero existen otros más que han sido diseñados para aquellos que ya han alcanzado el peso ideal.

Te agradezco la oportunidad de abrirnos las puertas de tu vida y de haber tomado una de las mejores decisiones de tu vida…Ser alguien mejor con mejor cuerpo ;)

Plan Saludable 2.0

Cuando se trata de llevar un estilo de vida saludable y de mantener un peso adecuado, cuando después de mucho esfuerzo y sacrificio has logrado adquirir una figura esbelta, fuerte y tienes la confianza al 1000% es momento de subir la calidad en cuanto al combustible que estas utilizando.

El plan saludable versión 2.0 esta minuciosamente diseñado para darte lo mejor de lo mejor en cuanto a la asimilación de los nutrientes que necesita nuestro cuerpo. Si ya superaste la valla y te encuentras en tu peso ideal, este plan será tu mejor amigo ya que potenciará tus resultados los cuales principalmente los notaras ya no en medidas, sino en la calidad de tu piel y energía.

Ideal para: Toda aquella persona que se encuentra en su peso ideal y quiere mantener un equilibrio saludable en su vida; para todo aquel que ya no tiene afán en bajar o subir de peso por que encontró el punto medio. Este plan implica acercarte aún más a una vida saludable y potenciar tus hábitos alimenticios.

En otras palabras mantener el cuerpo de tus sueños por siempre.

Si tienes, tuviste o sabes de autos, imagino que tienes una noción en cuanto a la cantidad de gasolina que gasta un auto promedio, no quiero hablar de marcas ni modelos en particular en este punto pero supongamos un auto sencillo, con 4 puertas, una radio normal, un motor 1200 y con una aceleración de 1 a 100 km de unos 15 segundos.

Ahora quiero que lo compares con una camioneta 4x4, igual 4 puertas, radio normal, motor 2500 con una aceleración de 1 a 100 km de unos 12 segundos.

Te pregunto

a) ¿Cuál de los 2 vehículos consume más gasolina?

La respuesta es sencilla y lógica, consume más gasolina el vehículo más grande, porque tiene una mayor dimensión, tiene más peso, tiene un motor más grande y por ende para que los pistones conviertan la energía de la combustión en movimiento se necesita de mayor cantidad de gasolina.

b) ¿Cuál de los 2 vehículos necesitará una gasolina de mayor octonaje?

Correcto, la respuesta es la camioneta, el octonaje viene a ser una escala que mide la resistencia que presenta un combustible como la gasolina a denotar prematuramente cuando es comprimido dentro del cilindro de un motor, en otras palabras sería la calidad que se le otorga a la gasolina por su finura.

Si te preguntas que hacemos aprendiendo de carros y combustible cuando la única información por la que has pagado es recibir la mejor información para bajar de peso y tener un cuerpo increible, déjame hacer una última analogía; te prometo que ésta si será la última.

Ahora quiero que imagines un Lamborghini Gallardo convertible súper deportivo color rojo, con un sistema satelital de comunicación, llantas y aros de última generación, 2 puertas, con un motor V10 con un ángulo V de 90° capaz de llegar de 0 a 100 km en 3.2 segundos; toda una belleza lo mires por donde lo mires.

Vuelvo a preguntar, ahora con los 3 vehículos

a) ¿Qué vehículo consumirá más gasolina?

Déjame decirte que el vehículo que consumirá más gasolina con creces será el Lamborghini por muchas razones, como potencia, tamaño de motor, caballos de fuerza, porque es una maquina creada para destacar entre el resto, para ser siempre el punto de luz, todo ello pese a ser en dimensiones de menor tamaño que la camioneta, es un vehículo que ha demorado más tiempo en ser fabricado, que tiene un costo mucho más elevado no solo por la calidad de sus materiales y piezas sino por lo que representa.

b) ¿Qué vehículo necesitará una gasolina de mayor octonaje?

Te explicamos hace un instante que el octonaje no viene a ser nada más que la calidad de la gasolina en términos sencillos, por lo tanto el vehículo que necesitará mayor calidad será tu precioso Lamborghini, porque es un vehículo único, porque es mucho más costoso en comparación con los otros 2 vehículos y porque justamente por esa diferencia en calidad es que requiere lo mejor de lo mejor en el mercado para su cuidado.

En este punto…

Tú eres ese Lamborghini, porque eres único, porque has logrado encontrar el equilibrio, porque ya no eres grande ni pesado ni tampoco eres pequeño y frágil, eres un deportivo porque tienes un físico increíble y eso te hace destacar entre el resto.

Siguiendo la analogía de los carros mereces lo mejor de lo mejor en cuanto a la calidad de tus comidas porque de no hacerlo dañarías tus piezas internas al igual que un súper deportivo.

Para cuidar la fantástica máquina ganadora que has creado con mucho esfuerzo requieres proveer a tu cuerpo los nutrientes que necesita para mantener el equilibrio perfecto y el buen mantenimiento de tu cuerpo, ya no basta con que te alimentes como una auto sencillo o como una camioneta; a partir de hoy en adelante necesitas dar a tu cuerpo la atención de calidad que se merece, por ello tengo una perla para ti, un plan perfecto que contiene lo mejor en cuanto a nutrición, que te permitirá mantener en las mejores condiciones el estado de tu cuerpo.

Como lo dijimos antes los principales cambios que verás en tu cuerpo será el tono y la elasticidad de tu piel. Notarás como con los días va mejorando, va tomando un mejor color y elasticidad, y se va volviendo cada vez más tersa, suave y bonita.

Comenzamos

Listado de compras

- Pechuga de Pollo
- Atún en agua
- Carne de res
- Salmón
- Tilapia
- Limón
- Mandarina

- Tostadas
- Pan integral
- Salvado de trigo
- Pimientos
- Zanahoria
- Té verde
- Quinua
- Brócoli
- Almendras
- Fresas
- Lechuga
- Chía
- Aceitunas
- Pescados
- Huevos
- Gelatina
- Yogurt light
- Camote
- Quinua
- Patatas
- Chocolate negro
- Aceite de Oliva
- Salvado de trigo
- Germen de trigo
- Linaza
- Leche deslactosada light

Si te das cuenta la mayoría de los alimentos que puedes ver son de origen natural y es a lo que siempre debes apuntar.

¿Alguna vez oíste que lo mejor siempre es lo natural?

Pues esta es una afirmación correcta y sobre todo cuando concierne a tu cuerpo ya que no tienen toxinas, las que generalmente encuentras en los productos procesados; aparte vale decir que son más fáciles de digerir y te aportan una mayor cantidad de nutrientes.

Hace 100 años el estándar de vidas se encontraba sobre los 110 años; sin embargo a comienzo del año 2000 esté indice bajó considerablemente entre los 60 y los 70 años, guiados principalmente por el estilo de vida y por la calidad y cantidad de alimentos procesados con los cuales se alimentaba la gente. Hoy en día nuevamente este índice se ha elevado hasta los 85 gracias a los avances tecnológicos pero no porque la gente haya decidido cambiar sus hábitos alimenticios.

Para estar fuerte y sano procura siempre consumir lo natural y verás cómo ello se refleja en todos los aspectos de tu vida.

Ejemplo

Desayuno

Proteínas	: 4 Claras de huevo
Carbohidratos	: 2 Tostadas integrales
Fruta	: Jugo de papaya
Lácteo	: Queso

Media mañana

Proteínas	: 10 almendras
Frutas	: Mandarina

Comida

Proteínas	: 150g de pechuga de pollo
Carbohidratos	: Arroz integral
Verduras	: Lechuga, cebolla y tomate
Fruta	: 1 pera

Merienda

Proteína	: 1 vaso de yogurt griego

Cena

Proteínas	: 160g de atún en agua
Verduras	: Ensalada de lechuga y col

Para mantener el peso y el cuerpo en su mejor forma es necesario tener una dieta balanceada, imagino que esto es algo que lo has oído miles de veces hasta el cansancio y si llegaste a este punto es porque tienes la disciplina y la organización para sobrellevar tus comidas a lo largo del día.

Llevar una dieta balanceada no es más que saber organizar tus proteínas, saber a qué hora consumir los carbohidratos, saber la cantidad y variedad de frutas que debes comer en el día y de igual manera el tamaño y momentos en los que debes consumir verduras, lácteos y por si fuera poco saber cada cuanto tiempo puedes tener el día trampa.

Estoy seguro que esta parte te va gustar

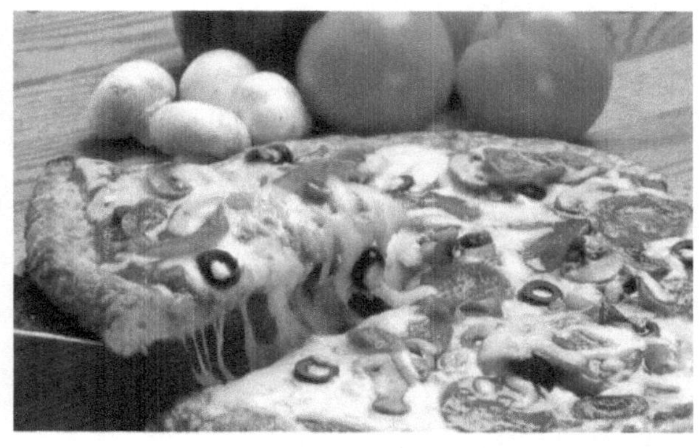

El día trampa es aquel día que te permites a ti mismo comer alguna comida que no calza precisamente con la idea de comida saludable, es bueno realizarla ya que con ella sorprendes al cuerpo, aligeras la carga mental que vienes llevando y sobretodo está comprobado científicamente que el famoso día trampa contribuye de una gran forma a la salud integral de una persona porque el repentino cambio en tus comidas reactiva el cuerpo y por ende devuelves el dinamismo a tu metabolismo.

Con ello no te quiero decir que todo el día te dediques a comer pizzas y hamburguesas, podrás hacerlo pero de la manera adecuada, la cual estas por ver a continuación.

Plan nutricional por semana

	Domingo	Lunes	Martes	Miércoles	Jueves	Viernes	Sábado
Desayuno	. 2 huevos revueltos con 1 patata . 1 taza de té verde	. Jugo de Naranja . 2 rebanadas de pan integral . ½ aguacate . 1 tomate	. Ensalada de frutas con miel . 2 huevos revueltos . 1 taza de café	. 1 taza de avena preparada con manzana . 2 tostadas con queso crema	. 4 claras de huevo . 1 yema . 1 vaso de leche de almendras . Sandwich integral de pollo deshilachado	. Batido de 1 brazo de jengibre, medio diente de ajo y un tomate . 1 taza de café . Sandwich integral de huevo y queso	. Batido de plátano, 3 cucharadas de avena, proteína en polvo, 1 oz de leche de almendra y esencia de vainilla . 2 claras de huevo cocido
Media Mañana	. Ensalada de frutas . ¾ vaso de yogurt light descremado	. 1 taza de avena con agua tibia . 1 Mandarina	. 1 plátano . 2 tabletas de chocolate negro	. 1 puñado de almendras . té de jengibre	. 1 rodaja de piña	. 1 taza de papaya picada . Acompañar con miel	. Extracto de zanahoria . 2 nueces
Comida	. 200 g pechuga de pollo . 1 camote cocido . Ensalada de lechuga y cebolla	. 200g de salmón a la plancha . 1 papa al horno . ½ aguacate . Pepinillo	. ½ aguacate . Carne a la parrilla . 1 papa al horno . Ensalada de rabanito . 1 copa de vino	. Crema de espárragos . 150g pechuga de pollo a la plancha . Ensalada de pepinillo	. 200g de tilapia asada . 1 yuca asada . Ensalada de espárragos	. Crema de espárragos . Plato de quinua . Atún en trozos . Una pera	. Trampa Aquí es donde realizas la trampa para que comas lo que quieras (sin excepción) . Consejo: Termina siempre con una infusión digestiva

Merienda	. 1 taza de avena con agua tibia . Un ciruelo	. 3 nueces . 3 pasas . 5 mini carrots (zanahorias pequeñas)	. 2 tostadas integrales con queso	. 6 aceitunas . 80g de queso fresco	. 4 pecanas . ½ vaso de yogurt light descremado	. 3 Claras de huevo . Infusión caliente	. Trampa Continua comiendo lo que te apetezca
Cena	. 2 claras de huevo cocido . 1 taza de infusión a elección	. 100g de salmón . Ensalada de tomate	. 3 claras de huevo . Infusión caliente	. Porción de ensalada de brócoli	. Ensalada de tomate y lechuga . Trozos de atún	. Ensalada de lechuga y almendras partidas	. 5 aceitunas . Infusión caliente

Si sigues con cautela el **Plan nutricional 2.0** te garantizo que harás más visible los resultados, los cuales podrás apreciar desde la primera semana.

Cuando tienes la disciplina y el autocontrol a la hora de realizar cambios importantes en tu vida, el éxito será tu mejor aliado y esta vez no será la excepción, ya que por medio de tus comidas queremos que logres tus sueños.

Uno de los factores que influyen con mayor ahínco en la confianza de una persona es su apariencia física y la percepción que una persona cree que el resto tiene de sí mismo. Un cuerpo sano, fuerte y bello te abrirá más puertas de las que imaginarás, por ello te recomendamos convertirlo en un hábito de por vida. Los días en los que comas mal puedes dejarlos para el día trampa y así saciar tus antojos cuando estos se den. La idea más que una dieta es que lleves un estilo de saludable siendo esta la clave para la longevidad y la vitalidad de una persona.

Probablemente te cueste al principio, pero por supuesto que valdrá la pena.

Muy pronto crearemos una web donde realizaremos planes nutricionales y planes de ejercicio que se adapten a las necesidades específicas de cada persona, de acuerdo a sus necesidades, edad, género, gustos y todas las especificaciones que necesiten.

No te lo pierdas que tendremos grandes promociones para nuestros lectores.

Secretos para maximizar resultados

Algo que aprendí en la niñez es que siempre se puede mejorar, siempre por más alto que se llegue, se puede llegar a ser mejor en cualquier materia y razón que exista en el planeta, de igual manera siempre uno se puede esforzar más para llegar a ser alguien más grande en la vida.

Muchas veces lo que diferencia al experto de aquel súper humano que logró subir un escalón de triunfo más que el resto de personas es el conocimiento y el esfuerzo.

Si careces del conocimiento, por más bueno que seas siempre habrá alguien que te pueda superar fácilmente, si ese "alguien" posee un conocimiento que tú careces.

Si careces de esfuerzo y tienes el conocimiento de igual manera no llegarás muy lejos porque te falta el combustible del ser humano para sentirse vivo que es esfuerzo. Necesitas que llegar a la meta valga la pena.

Aquí encontrarás los mejores secretos, aquellos de los que probablemente nunca escuchaste con una breve explicación del poder y del cambio positivo que pueden generar en tu vida.

El conocimiento es poder

Ese poder será tuyo pero solo tú serás quién decida cómo usarlo; recuerda que la clave del éxito es juntar el conocimiento con el esfuerzo. Después de aprender aquellos trucos para potenciar tus resultados estarás en un nivel superior al resto, eso te lo garantizo. Si los combinas con el esfuerzo necesario serás imparable.

Secretos revelados

- Come grasas saludables

Muchas personas por todo el mundo creen que la clave para un control adecuado de su peso o la manera para perder peso es dejar de comer grasas, idea que tiene sentido pero que no es del todo cierta.

Las grasas son necesarias para nuestro organismo porque son el nutriente que más energía aporta al organismo, ello teniendo en cuenta que hay distintos ácidos grasos esenciales que nuestro cuerpo por sí mismo no es capaz de fabricar, además es uno de los conductores que facilitan el transporte de ciertos tipos de vitaminas y minerales.

En términos sencillos hay que saber diferenciar los 2 tipos:

Grasas buenas o insaturadas son el tipo de grasas que debemos consumir a diario por ser un nutriente básico de nuestra alimentación, ellas tienen igual de importancia como las proteínas o carbohidratos para que nuestro cuerpo funcione adecuadamente y las encontramos en los frutos secos, aceitunas, aceite de oliva, salmón, aguacate, etc.

Grasas malas o saturadas son aquellas que se acumulan en el cuerpo y se convierten en grasas localizadas, son las principales causantes del colesterol y son dañinas para la salud; estas las encontramos en aceites, embutidos, mantequilla, etc.
Sabiendo esto recuerda incluir siempre en tus comidas las grasas buenas para obtener mejores resultados en cualquier fase que te encuentres.

* Consume pan integral de cereales variados

El pan integral es la pieza por excelencia que no debe faltar en el desayuno de las personas por tener un sabor rico y por el valor nutricional que posee siendo capaz de otorgarnos una gran cantidad de fibra, carbohidratos, vitaminas y minerales con efectos muy positivos para nuestra salud.
El pan integral te ayudará a mantener el peso y te dará la sensación de saciedad. Esto influirá directamente en el

control de tu peso y te ayudará a que evites caer en la tentación de picar entre comidas en lo que pasa el tiempo.

- Consume lácteos

Son importantes en el crecimiento y desarrollo de una persona desde que nace hasta sus últimos días, por lo que es muy saludable incluir algún tipo de lácteo por lo menos unas 3 veces por semana por su alto porcentaje de calcio, hierro y variedad de vitaminas.
Otro punto a favor es que no requieren preparación, es tan sencillo como abrir el envase y disfrutar. Además que en batidos con frutas o con algún otro suplemento siempre quedan muy sabrosos.

- Come pescado como mínimo 2 veces por semana

El pescado es una de las fuentes de proteína más limpias que existen, pero sobre todo contiene los más bajos niveles de colesterol, entonces podríamos decir que el pescado no engorda pero si alimenta. Además es perfecto para el cuidado del corazón y de las arterias y si eso no fuera poco contiene omega 3 esencial para la salud física, mental e incluso ligada a la capacidad de atención y aprendizaje.
Sé que por diversas razones a veces se complica su consumo pero has el esfuerzo de comerlo por lo menos 2 veces por semana, si puedes incrementar su consumo, en hora buena.

- Elige siempre la comida casera

Yo sé y entiendo que a lo mejor por el ajetreado estilo de vida que llevas se te complica un poco realizar tus propios alimentos, pero créeme que ese esfuerzo valdrá la pena ya que la sola elección de la comida casera te permitirá tener la certeza de que estas comiendo una comida saludable porque conocerás al detalle los insumos e ingredientes utilizados por lo cual controlarlos será más sencillo para ti.

Otra razón es que puedes medir tus porciones, tener una idea clara del tamaño de tus comidas para que así evites comer de más.

El último aspecto que debes considerar al realizar el esfuerzo de preparar tu propia es que puedes proyectar tus comidas a futuro y evitar caer en antojos; así mismo te aseguro que indirectamente verás reflejado un beneficio considerable en el tema económico ya que gastarás menos dinero y obtendrás mejores resultados.

- Come 5 veces al día

En todos los planes de nutrición que acabas de conocer existen un mínimo de 5 comidas porque evitando que existan grandes diferencias de tiempo entre nuestros alimentos evitamos que nuestro cuerpo active nuestros mecanismos de reserva lo que viene a ser que nuestro organismo empieza con un proceso de retención de energía acumulando grasa para poder rendir hasta la nueva dosis de alimento.

Este efecto ya sea que te encuentres en la fase para bajar de peso o para subir de peso es contraproducente con tus resultados, ya que lo único que hace es disminuir tus logros.

Otro punto fundamental es que realizando un mínimo de 5 comidas no tendrás tanta hambre y por ende te será más fácil controlar tus alimentos, además que contribuirás a acelerar tu metabolismo.

Ten el hábito de comer 5 comidas por siempre, evita saltarte las comidas y si por algún motivo no puedes ten siempre un snack a la mano que puedas llevar a cualquier lado.

- Evita el exceso de sal

El principal beneficio de reducir la ingesta de sal es la disminución de la hipertensión arterial, así como de las enfermedades cardiovasculares, ello se reflejará en un mejor estado físico para tus actividades cotidianas como para tu rutina de entrenamiento.

- Come sin distracciones (whatsapp, redes sociales, netflix, televisión, etc)

Ello porque está científicamente comprobado que una persona que pone toda su atención y disfruta de su comida es capaz de asimilar un 25% más los nutrientes de sus alimentos que una persona que lo hace pensando en otra cosa, aquí estamos enfocados en que obtengas principalmente lo mejor de lo mejor en tus alimentos pero dejando de lado el tema nutricional por un momento pese a sus grandes ventajas es saludable desde el punto de vista psicológico dedicar un tiempo único y especial a tus comidas, al fin y al cabo de ellas dependerá tu rendimiento durante el día. Convierte tus horas de comida como un momento para ti mismo, verás cómo encuentras las comidas mucho más ricas, masticarás tus alimentos más lento y te alimentarás mejor.

- Bebe suficiente agua

Para poder hablarte de la importancia que tiene el agua en el cuerpo humano se necesitaría un artículo de 50 páginas como mínimo, pero esa no es la idea de los secretos que estamos compartiendo contigo por eso solo quiero q sepas que el cuerpo está constituido un 60% de agua, el cerebro un 70% , la sangre en un 80% y los pulmones en un 90%, teniendo estos indicadores, es importante reconocer el papel vital que tiene el agua en nuestro cuerpo por lo que es recomendable consumir al menos 2.5 litros de agua al día para mantener a nuestro organismo y células sanas. Además de ello el agua será el transportador de nutrientes a nuestras células y el medio que permita la desintoxicación del propio cuerpo eliminando de tal manera los desechos como la orina, transpiración y evacuaciones.

El Agua te dará bienestar y se encargará de que el resto de nutrientes lleguen a todas tus células.

- Recuerda siempre la merienda

Una dieta equilibrada y saludable reparte las calorías en 5 comidas diarias por lo tanto la importancia de la merienda es igual a cualquier comida, aparte que esta viene a ser la penúltima comida del día, favoreciendo de tal forma llegar a la cena con menos hambre de lo habitual y con ello consumir menos calorías, aligerar el sueño y mantener tu metabolismo equilibrado.

Nuestra conclusión finalmente es, evita saltarte la merienda por favor, ya sea para bajar, subir o mantener tu peso. Tu cuerpo te lo agradecerá.

- En las comidas, empieza primero por la fruta para mantener el peso

Este secreto se encuentra ligado principalmente al grupo de personas que quieren bajar de paso, ya que al fin y al cabo una manzana es una manzana ya sea que la comas en el desayuno o en la merienda por lo que la cantidad de calorías y nutrientes siempre será la misma, ello al margen que existen horarios ideales para su consumo, pero ese no es el caso; sin embargo, la magia parte porque te induce a comer menos ya que una de las propiedades de las frutas es que nos generan una sensación de saciedad por su contenido de fibra. Si tu meta actual es reducir medidas un secreto indirecto para potenciar tus resultados y comer menos sin estar luego con hambre es empezar con las frutas, notarás como te queda mucha menos hambre para terminar tu comida.

* Nunca te saltes las comidas y menos el desayuno

La manera correcta y más eficaz de bajar de peso es comiendo, la manera correcta y más eficaz de bajar de peso es comiendo, la manera correcta y más eficaz de bajar de peso es comiendo

¿Sigo?

Tatúate esta frase, porque es la única manera saludable y efectiva que existe a la actualidad salvo que prefieras pasar por el quirófano y arriesgar tu vida por unas cuantas horas.

El cuerpo humano necesita ser cargado de energía cada cierto tiempo. Lo único que necesitas es comer las comidas adecuadas porque dejar de hacerlo lo único que generaría sería que tengas más hambre, que uses energía de tus músculos y enlentecerías tu metabolismo.

Si tu caso es distinto y te encuentras en una fase en la que quieres aumentar de peso y ganar músculo, tienes que seguir la misma disciplina y comer las 5 veces como mínimo que se te ha indicado ya que de no hacerlo fomentarás el catabolismo muscular que no es más que el efecto que produce el cuerpo cuando usa de combustible a tus músculos, efecto por el cual no podrás ver resultados jamás.

La diferencia entre ambos extremos es la cantidad y el tipo de alimentos que ingerimos, ya que de esa manera es como se pueden obtener resultados totalmente distintos, no es lo mismo comer una porción de puré de espinaca que comer 150g de carne magra.

¿Notas la diferencia verdad?

El desayuno es la comida que le sigue a nuestra jornada de sueño, en ese tiempo nuestro cuerpo ha perdido energía y necesita reponerla, además es la clave para poder cubrir tus necesidades nutricionales diarias ya que sin ello quitas el balance que tu cuerpo necesita para mantener tu peso corporal, tu salud y tu bienestar

- Consume todos los días verduras

Las verduras se encargan de modular tus procesos metabólicos y de aportar una gran cantidad de vitaminas que tu cuerpo necesita.

Muchas veces las personas las dejan de lado porque no las encuentran necesarias sabrosas por lo que deciden expulsarlas de sus vidas, sin embargo estas se encargan de mantener nuestro sistema inmunológico sano, ayuda en la regeneración de la piel, el crecimiento del cabello y a tener una mejor salud física.

- Duerme 8 horas diarias

Si dejamos de lado la terminología biológica que podríamos usar para explicar la importancia del sueño diríamos que dormir 8 horas diarias es el proceso que te va permitir recuperar las fuerzas agotadas en el día. Nuestro cuerpo con el trajín de las actividades diarias se cansa y por ende se desgasta, por ello el sueño es el único medio que nos va a permitir repararnos por dentro. La falta de sueño se encuentra ligada a diversas enfermedades psicológicas como físicas; siendo las más frecuentes y fuertes la depresión, ansiedad, obesidad, diabetes, etc.

Por otro lado debemos recalcar que el sueño permite recuperarnos; por ende si realizas ejercicio físico necesitas recuperar los daños previos a los que fueron sometidos tus músculos, siendo este el secreto para incrementar el tamaño y la fuerza de tus músculos.

- Consume regularmente dientes de ajo

Si alguna vez escuchaste la leyenda urbana de tragar un diente de ajo en ayunas, déjame decirte que más que leyenda urbana es una leyenda de los dioses. Comer un diente de ajo en ayunas ayuda a mantener nuestro sistema cardiovascular en un mejor estado, ya que disminuye hasta en un 9% el colesterol malo, a su vez cuida la piel como ningún otro alimento, desinflama y sirve como antibiótico.

¿Aun así necesitas más motivos para incluirlo en tu dieta diaria?

- Al despertar bebe un vaso de agua tibia con limón

Existen secretos que son capaces de cambiar el rumbo del mundo, este secreto será uno de los que cambiará tu mundo y eso te lo seguro. Este pequeño truco es un desintoxicante tan potente como una bomba, pero como las únicas bombas que nos interesan son las buenas, déjame decirte porqué usar este truco cambiará tu vida.

El agua con limón mantendrá tu sistema digestivo en buen estado por el resto del día por sus propiedades antioxidantes. A su vez debido a la cantidad de vitamina A y C que tiene esta fruta estaremos reforzando nuestro sistema inmunológico y por si fuera poco también ayudaremos a que nuestra piel se vea mucho mejor.

Si tu pregunta es…

¿En qué te va ayudar con referencia al plan nutricional que estés llevando? Simple, te sentirás con más energía por el resto del día, tendrás más fuerza, el nivel de cicatrización de los daños en tu cuerpo se elevará y ello también logrará que asimiles de una mejor manera tus alimentos por el resto del día.

- Consume variedad de colores

Esta web lo único que busca es llevarte a la excelencia en cuanto a la nutrición. A lo largo de este camino si has podido asimilar alguno de los planes has podido ver cuánto énfasis le ponemos a la palabra equilibrio, ello porque la clave para desarrollarte saludablemente es encontrar el equilibrio en tus comidas y ello aplica también a las frutas y a las verduras ya que los expertos en nutrición diferenciamos las características y propiedades de cada fruta o verdura por el color que tiene y así es que se adecuan los planes personalizados; sin embargo, es vital llevar una dieta saludable que incorpore la mayoría de colores ya que de este modo te estarás asegurando de mantenerte sano desde los huesos hasta la mente.

- Rojo

Tiene propiedades antioxidantes, se encarga de cuidar el estado de tu corazón, la presión sanguínea y el colesterol

- Amarillo y naranja

Se encarga del cuidado de tu piel y de las articulaciones, también fortalece el sistema inmunológico.

- Verde

Se encarga de proteger el sistema circulatorio, de mejorar el tono muscular y regular la utilización de energía en el cuerpo.

- Blanco

Disminuyen el colesterol malo y mejorar la presión en la sangre.

- Azul y morado

Son una gran fuente de antioxidantes, tienen un alto valor en vitamina c y se encargan de cuidar todos los sistemas de nuestro organismo.

- Come una fruta todos los días a la misma hora

La base de esta idea principalmente es educar a nuestro cuerpo a recibir cierta cantidad de nutrientes a una determinada y con ello potenciar su absorción con el paso de los días.

- Consume frutos secos

El mejor snack y de un sabor increíble son los frutos secos.

Líneas atrás te he ido explicando sobre la importancia de ciertos tipos de nutrientes en tu vida y la importancia de añadirlos en tu dieta y aquí tienes al mejor snack que puedes encontrar en la tierra.

Puedes comerlos a la hora que quieras, sobre todo si en algún momento del día te da hambre en un horario particular ya que son fáciles de llevar, son delicioso y el aporte de proteínas, grasas saludables, fibra y minerales son tremendos. Sin duda alguna uno de los súper alimentos que existen.

- Toma agua cada 2 horas

Los beneficios del agua en nuestro cuerpo son incontables, pero la razón de tomar muy a pecho este pequeño secreto tan conocido por todo el mundo es que entiendas por un momento las reacciones que conduce el agua cada vez que entra a tu cuerpo y con ello interiorizar todos los beneficios que obtendrías de beber agua con la suficiente regularidad.

- El agua purifica tu cuerpo
- El agua te cuida la piel
- El agua se encarga de mantener su sistema digestivo en buen estado
- El agua ayuda al hígado y riñones

Tu cuerpo en su mayoría está compuesto por agua, por ello consume lo suficiente y verás cómo los cambios que tanto estas buscando llegarán con mayor rapidez.

- Incluye siempre a las proteínas en tus comidas

Si bien es cierto todos los nutrientes cumplen una función única e igual de importante que las demás para el correcto funcionamiento de nuestro cuerpo, sin embargo en el mundo deportivo el nutriente más famoso e importante es la proteína.

Las proteínas son las fuentes de la cual dependen nuestros músculos, piel, cartílagos, ligamentos, cabello y uñas; es decir de prácticamente todo nuestro cuerpo, de ello también dependerá la fuerza y el tono muscular adecuado que un atleta siempre busca.

Las proteínas en un entorno ya sea para adelgazar o ganar músculo se van a encargar de reparar tus músculos. Sin el consumo adecuado de proteínas nunca podrás ganar masa muscular y por ende tampoco podrás reducir las grasas.

La importancia de consumir proteínas en cada comida es básicamente mantener al cuerpo recargado en todo momento y así tener tus músculos recuperados para que tu propio cuerpo no tenga que recurrir a buscar a alimento de tus propios músculos.

* No comas si no tienes hambre

La ansiedad muchas veces tiene mucho que ver con la obesidad y con el sobrepeso, ello debido a que cuando no se tiene la disciplina y no se respetan las horas de las comidas el cuerpo tiende a pedir comida sin necesitarla ni sentir hambre. Es un fenómeno muy común hoy en día en el que cae el 50 % de las personas. Por ello te recomendamos educar y enseñar hábitos de alimentación a tu propio cuerpo y así solo tendrás que comer cuando tengas hambre o a tus respetivas horas.

* Evitar frituras

Las frituras por el estilo de preparación que tienen y el exceso de aceite que es usado favorecen el aumento del porcentaje de grasa corporal, así como el del colesterol y los triglicéridos.

Si lo que estás buscando es mejorar tu apariencia física debes evitar este tipo de comidas porque se encargará de almacenar grasa en tu cuerpo.

Recuerda siempre que es más fácil evitar que lamentar.

- No uses la balanza

El reflejo de uno mismo no lo dicta una balanza, si bien es cierta ayuda a medir pero muchas veces no te dice la verdad.

Entonces, deja de pesarte todos los días para saber si bajaste o subiste kilos de más y empieza a notar tus cambios por medio del espejo y por cómo te miras. O quizás también por la forma como te queda la ropa.

Pesarte en una balanza todos los días solo te frustrará, tanto es así que en algunos casos he visto que termina derrotando la frustración a las propias personas; por ello es preferible que lo hagas mirándote en un espejo, de preferencia mírate de cuerpo entero una vez cada 10 días.

- Los cereales como pasta y arroz deben ser integrales

Estos cereales integrales tienen principalmente más fibra y proteínas que los que comúnmente comemos por ello te van a generar un sensación de saciedad por mayor tiempo, ello sin mencionar que contienen más nutrientes que los cereales convencionales.

Si decides aplicar este cambio en tu vida los resultados inmediatos se reflejarán en tu apariencia física, en el hambre que tengas y en que estarás mejor alimentado

- Mide las porciones que consumes

Con esto no trato de decirte que te compres una balanza y que peses tus alimentos de todos los días pero si es bueno que al organizarte comprendas el tamaño de porción que tu cuerpo necesita, y así los días próximos no te excedas en tus comidas por más favoritas que estas sean.

Tener una idea clara de las cantidades de comida que ingieres es vital para el control del peso estés en la etapa que te encuentres, ello también se reflejará en el gasto mensual que realizarás con las compras de tus alimentos y así tendrás un mejor control del gasto económico.

- El compuesto que más debe haber en tu plato son las verduras

Si alguna vez escuchaste acerca del plato nutricional, hoy es un buen día para empezar a considerarlo porque es la mejor referencia en cuanto a las cantidades de alimentos que normalmente debería comer una persona. Las verduras ofrecen grandes cantidades de vitaminas y minerales necesarios para nuestro organismo, aparte de ello su nivel calórico es un pequeño comparado con otros grupos nutricionales por lo que se sugiere acostumbrar a nuestro a cuerpo a comer una mayor cantidad de verduras.

- Aliña tus verduras con aceite de oliva

Otro de los súper alimentos es el aceite de oliva, ello por sus innumerables beneficios para nuestra salud, de los cuales haremos énfasis por un tema didáctico esta vez solo en la reducción de colesterol, reforzamiento del sistema inmunológico y el sistema digestivo.

Si lo que buscas es disminuir grasa incorpora el aceite de oliva en tus ensaladas. Te saldrán más sabrosas y elevarás el poder nutricional de las mismas en un 200%.

- Añade semillas a tu ensaladas

Si de potenciar ensaladas aparte del aceite de oliva otro ingrediente maravilloso son las semillas, porque le darán un toque único y sus grandes atributos nutricionales mejorarán tu digestión y te ayudarán a reducir el colesterol.

Entre ellas puedes consumir la chía, lino, girasol, etc.

- No cuentes las calorías que comes

Llevo mucho tiempo viendo como un gran porcentaje de personas minuciosamente cuentan las calorías que comen al día, tiene una calculadora calórica donde pesan sus alimentos y su afán es tal que si pesa unos gramos de más el exceso lo desechan.

Este método puede funcionar pero a largo plazo no es el más recomendable ni el más sano psicológicamente hablando, ello porque no siempre tendrás tu balanza en casa ni dispondrás de tu calculadora calórica y por último

¿Qué harás si no encuentras el aporte calórico de un alimento en particular?

En vez de ello aprende a medir tus porciones. Con esto trato de inculcarte el hábito de saber las cantidades de comidas que comes al día tanto de proteínas, carbohidratos y vegetales.

Este proceso te será más sencillo de usar y podrás aplicarlo en el lugar que sea.

- Por cada copa de alcohol incluye 2 vasos de agua

Si puedes evitar salir de farra y beber algunos tragos te recomiendo que lo hagas, sin embargo si no es posible, ya sea por algún compromiso pendiente o simplemente porque quisiste salir de fiesta, beber 2 vasos de agua por cada vaso de alcohol en la presentación que te venga te hará mucho bien al cuerpo porque te mantendrá hidratado y reducirá el catabolismo muscular.

- Planifica tus comidas de la semana

Todo resultado depende principalmente de las comidas y la forma en que te alimentes, por ello la forma más recomendable es programar tu lista de compras como los alimentos que vas a consumir durante toda la semana. Con ello tendrás una alimentación más sana y ordenada, sino que también evitará que caigas en la trampa de comer comidas chatarra.

Tus resultados serán más notorios, convertirás en un hábito y después será muy difícil que nuevamente vuelvas a llevar hábitos desordenados en las comidas.

Último consejo

Todo esfuerzo lleva una recompensa al final del camino, está únicamente en ti y en nadie más que en ti poder alcanzar la mejor versión de ti mismo.

Tener el sueño del cuerpo perfecto hoy puede dejar de ser un sueño y convertirse en una realidad, al fin y al cabo los sueños están hechos para cumplirse y de todos los mas descabellados, millonarios y locos sueños existidos y por haber; tener un cuerpo delgado, sexy, fuerte, tonificado y bronceado desde mi punto de vista es de los más fáciles de conseguir si tienes la asesoría indicada y la dosis de compromiso que se necesita.

Hoy con este libro ya tienes la asesoría de mayor calidad que existe en el planeta por lo tanto está en tus manos revisar y seguir los consejos que se dan en los distintos capítulos para tener el cuerpo que quieres para siempre.

Probablemente estemos pasando por los años más difíciles para la gran mayoría de personas del mundo, pero lo mejor de todo es que a muchos les ha dado uno de los bienes más escasos y de más valor en el mundo…

¡El tiempo!, ¡tu tiempo!

Te deseo una vida increíble

Gracias por comprar mi libro

Jack B Morgan